初めて患者になったあなたへ

ドクターに質問できますか？

目次

第二章　ドクタータカシナの診察室から
うまくいくときもうまくいかないときもあった。

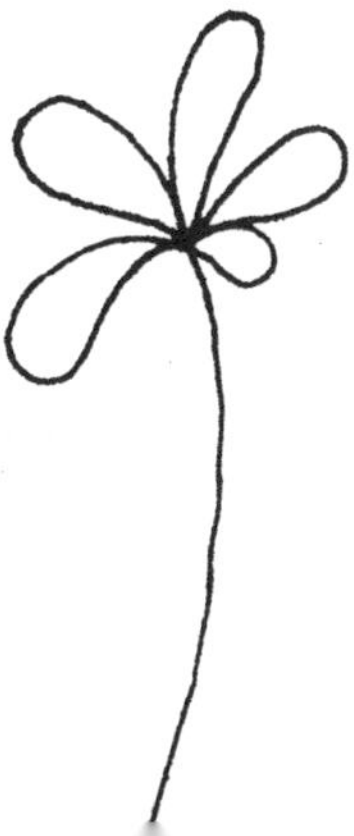

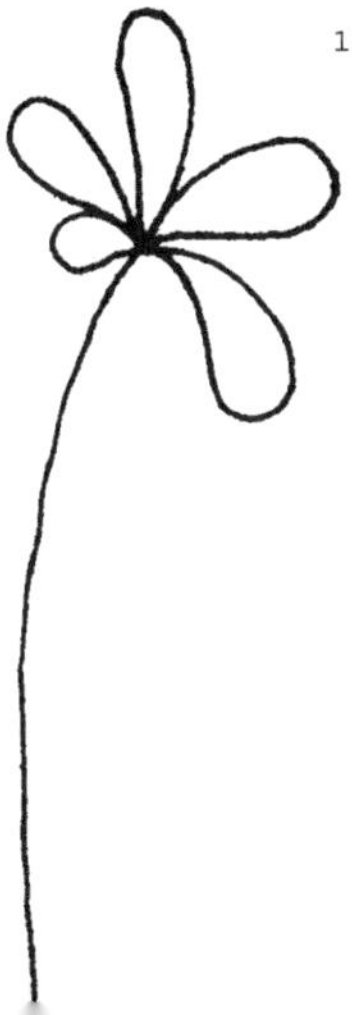

第四章　ドクタータカシナが教える「よいドクターを見つける方法」――139

スマートな患者になるために知っておきたいこと――150

クリニックや病院の外来診療について知っておきたいこと ―― 168

入院について知っておきたいこと ―― 174

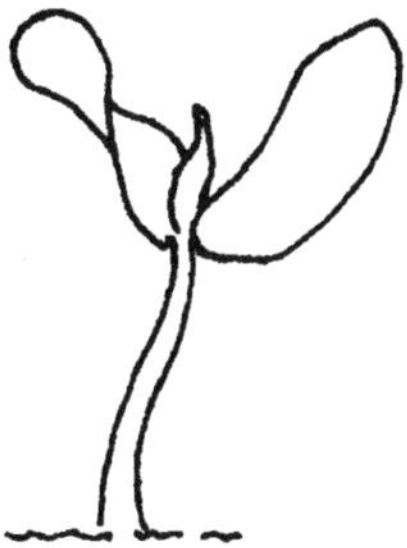

ドクタータカシナから、あなたへ

初めて診察室を訪れたあなた。
ドクターに質問できましたか?
ドクターの話を素直に聞くだけの一方的な会話では、
コミュニケーションは生まれません。
不安なところ、わからないところ、気になるところ……。
思いきって、ドクターに聞いてみましょう。
誠実なドクターならきっと、わかりやすい言葉で
ていねいに説明してくれます。
叱られてしまったら?
……別のドクターの門を叩くのもいいでしょう。

病気は、ドクターだけが治すのでも、
もちろん、あなたがひとりで治すのでもありません。
ドクターとあなたがいっしょに病気のことを考えて
初めて、治療になるのです。
ドクターを怖がってはいけません。
かといって、頭から信用しないのはもっといけません。
ドクターとあなた。
人と人の会話をすればいいのです。
まずは、ドクターに質問することから始めてみましょう。
コミュニケーションは、そこから生まれます。
あなたもスマートな患者になりましょう。

第一章
話すことで治療がうまくいく

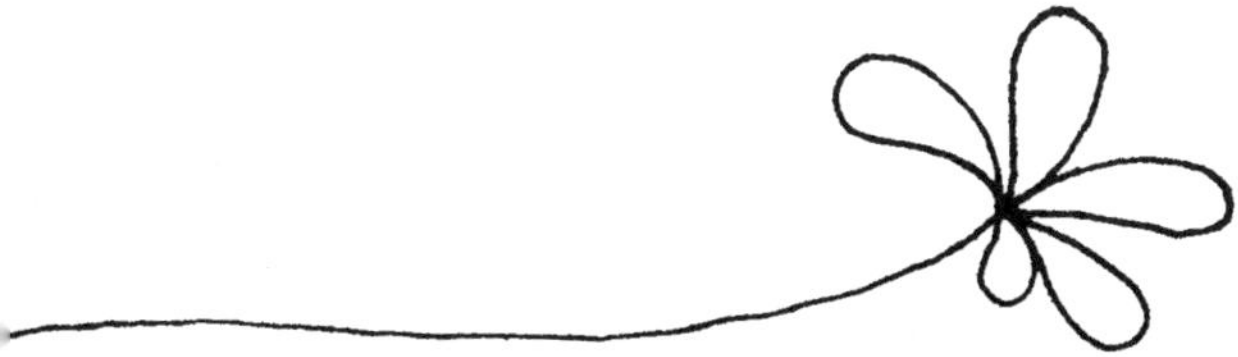

機械がコミュニケーションを奪っていく

私がドクターになって、半世紀がたちました。

この間に医療現場は大きく変わりました。

ＣＴスキャン（コンピュータ断層撮影装置）、ＭＲＩ（磁気共鳴診断装置）、ＰＥＴ（ポジトロン・エミッション断層撮影装置）など、次々にハイテク診断装置が導入され、今まで診断ができなかった病気の早期発見、早期治療に役立っています。

その一方で、ドクターは機械を扱うことに夢中になってしまい、患者さんの話をていねいに聞いたり、患者さんの体を診たりすることを忘れ、必ずしも患者さんの満足する医療が行われていないという矛盾が生じています。

私のところにこられる患者さんのなかには「あの病院では検査ばか

りで、先生は体を診察してくれたこともないし、聴診器をあててもらったことなど一度もない」という人もいます。

診察室のデスクには、たいていコンピュータが置いてあり、ドクターは電子カルテに入力するのにせいいっぱい。患者さんそっちのけではありませんか？

大きな病院でひとりの患者さんの医療情報を、別の科のドクターたちが共有するためには電子カルテも必要なものです。でも、そのためにドクターが患者さんのほうを向かないのでは、本末転倒ですね。

ちなみに私は電子カルテは使いません。コンピュータは使いますが、診察室には置いていません。カルテは手書き。そのほうがよっぽど作業が早いし、書き加えたり、あっちこっちに矢印を書き込んだり、はるかに自由に使えますからね。

ドクターが機械にかかりっきりで、患者さんが取り残されているのでは、患者さんがもの足りなく感じるのも、無理はありません。

機械のおかげで便利になった反面、患者さんとドクターとの間のコミュニケーションが足りなくなっているのが現実なのです。

心臓病の権威は、インタビューの名手でした

私がアメリカに留学したのは、1958年のことでした。

今でこそ、ドクターの留学は珍しくありませんが、当時は海外に留学することは、私のような若いドクターにとっては大変なチャンスでした。

留学は、医学生の頃からの私の夢でした。私が受けた当時の医学教育は、ドイツ的な考え方が主流で「医者がこういうのだから、患者はいうことを聞けばいいのだ」とでもいいたげな権威主義に基づいたものでした。そんな今までの医学とは違った風をアメリカの医学に感じ、大学を卒業すると、堺市にあった米軍陸軍病院でインターン研修を受けました。そこで出会ったドクター・ジェームス（元アメリカ心臓協会会長、テキサス大学ガルベストン校の元学長）の紹介で、ニューオーリンズ市のチュレーン大学医学部に留学することになったのです。ニューオーリンズ

といえば、ジャズで有名。最近ではハリケーン・カトリーナの影響で水没の被害に遭遇した街です。50年も昔のニューオーリンズは、まだまだ黒人差別の根強い地域でした。

患者といえば、ドクターの話を聞くどころか、自分の名前も読めないような貧しい黒人がほとんどだったのです。

あるとき、靴のつま先がいつも破れている患者さんがいました。どの靴を履いても、すぐにつま先が破れてしまうというのです。靴を脱いでもらったところ、足の爪が伸びっ放しで、鷲の爪のように鋭く鍵になっていました。爪は切るものだということを知らなかったのです。

そんな患者さんを相手に、根気よく、わかりやすい言葉で話しかけるドクターが、私の恩師、バーチ教授だったのです。

当時、すでにアメリカで最も有名な教授のひとりで、心臓病学の世界的な権威でもあったにも関わらず、バーチ教授はいつも優しく患者さんに語りかけ、緊張させないように細心の注意を払って、患者さんの話を聞くように心掛けておられたのです。

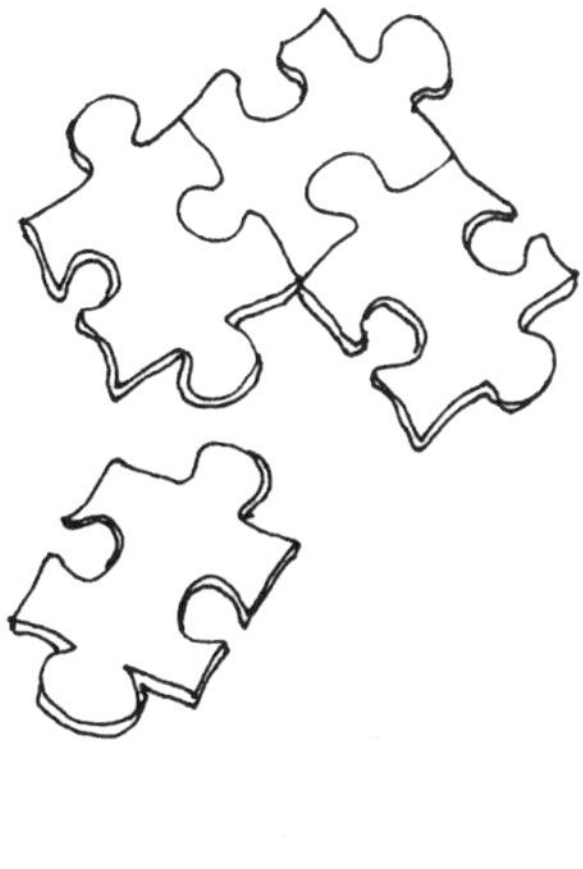

黙っていては、診療はできません

チュレーン大学に留学していたころ、ひとりの日本人の男性が病院に担ぎ込まれてきました。日本から渡ってきたいわゆる一世で、70歳くらいだったでしょうか?

だれが話しかけても、頑として何も話さない。どうにもならないということで、私が呼ばれました。日本語で話しかけると、ようやく「ミーがマシーンをプルアウトしたときに、ブラックアウトしました」とたどたどしく言うのです。最初のうちは面食らってしまいましたが、何度も何度も聞いているうちに、ようやく「ガレージから車を出そうとしたときに意識を失ってしまった」と言っているのだとわかりました。

英語に自信がなく、アメリカ人に対しては頑なに口を閉ざし、かといって、異国の地で暮らしているうちに日本語ももう忘れかけていたのです。

心が打ち解けて初めて、患者さんとのコミュニケーションを築くことができました。

アメリカの大学医学部では、臨床実習の際に、1年上の先輩が後輩を指導するシステムでした。先輩と後輩が一組になって病棟の患者さんを診察し、意見を交換し合います。それとは別に、スタッフ・カンファレンスが行われ、それぞれの患者さんの症例について、数人のスタッフが違う見地から意見を戦わせます。

とにかく言葉。

患者さんに対しても、ドクター仲間でも、また先輩ドクターから後輩ドクターへの医学教育の場でも、ありとあらゆる言葉を尽くして治療について考える、というのがアメリカでした。

Talking Medicine……。話すことが医学の始まりなのです。

診察室の中の言葉

アメリカで4年間勉強したあと帰国し、私は大阪市にある淀川キリスト教病院に勤めました。ここで学ぶことは非常に多かったのですが、7年間の在籍ののち、今の自分のクリニックを開設しました。

外来にもっと時間をかけて、ていねいに患者さんを診たい、という思いが強くなったからです。多くの患者さんが集中する大病院では、かなえたくてもなかなかかなえられない状況が、そのころからあったのです。

患者さんとの初めての対面である初診は、特に大切です。

私のクリニックでは、最低でも30分をかけて行います。

診察室では、どんな会話が交わされるのでしょうか?

私のクリニックでは、外国人の患者さんがたくさんいらっしゃいます。

そのような体験をするドクターもこれから増えてくるであろうと、英語を使った診療会話『ちょっと一言Medi Talk』（インターメディカ刊）という本を出版しました。ドクターのための英会話読本なのですが、ぱらぱらっと開いてごらんになると「頭痛はどんなものですか？」「頭痛の時は何か薬を飲みますか？」「今まで、あるいは最近、視力が変わったことに気付きましたか？」というように、診察室での想定会話を並べています。大病院での診療に気後れするような方はちらっと目を通しておくと、診察室でどんなことをドクターから聞かれるのか、想像がつくと思います。

さて、診察室での会話を覗いてみると、ドクターは根掘り葉掘り、患者さんからさまざまな言葉を引き出そうと努力していることがおわかりいただけるかと思います。まるで探偵のようです。そして、耳から聞き取る言葉以外に、患者さんの目が語ること、体が語っている言葉、ありとあらゆることから病状を推し測ることができれば、ドクターはもう、名探偵シャーロック・ホームズです。

問診票でウォーミングアップ

多くの病院では、診察室に入る前に問診票をお渡しするようになりました。

私のクリニックでも、初診の患者さんには受付で簡単な問診票をお渡しし、待ち合い室で待っていただく間に、主な症状や今までにかかった病気、酒やたばこなどの嗜好品、家族の病気、食べ物や薬に対するアレルギー、そして睡眠時間などを書き込んでいただいています。書き込んでいただいた資料を見れば、ほんの10分ほどで、どうして受診されたのかについての必要な情報が得られます。

その質問票をもとに、改めて詳しくお話を聞くことにしています。

こういったわずかな工夫でドクターは患者さんに関する情報を得ることができ、患者さんは診察を受ける前の心の準備ができるのだと思います。

ありとあらゆる言葉を尽くそう

バーチ教授は、患者さんに向かって「きょうは具合はどうですか?」といいながら、患者さんの体を素早くていねいに、手品師のような手つきで触っていました。だれにでも理解できる、簡単でわかりやすい言葉で会話をしながら、あっという間に病気の診断をしておられました。

診察室でドクターが聞き取らなければならない言葉は三つ、あります。

一つは**日常語。**

患者さんをケムに巻くような医学用語ではなく、だれにでもわかる、毎日の生活で使っている言葉を使いたいものです。患者さんからは痛みの種類から体の状態、過去の病気についてなどを聞きとり、検査の結果や治療の方針などは、患者さんにわかりやすい言葉で説明します。

もう一つは**身体語**。

診察中の患者さんの目の色、顔色、痛みを訴える表情、皮膚の色、爪の色が語っていることが、肝臓病や腎臓病、心臓病などの診断の役に立つのです。

ですから、患者さんは、これらの身体の発している言葉を「お化粧」で塗り込めないでいただきたいのです。

三つ目が**臓器語**。

胸やおなかに聴診器をあてると、いろいろな音が聴こえてきます。あなたの心臓が発する音から、目には見えない、体の中のさまざまな状態を推し測ることができるのです。心電図、心エコー図、ＣＴスキャン、ＭＲＩからも、臓器の発する言葉をキャッチすることができます。

ドクターはそれこそ五感を駆使して、日常語、身体語、臓器語を注意深く聴き取っていきます。バーチ教授は、患者さんの体を触って、手のひらに伝わる感触や音から患者さんの症状を診ていたわけですね。ハイテク診断装置が読み取る臓器語ばかりに注目して、日常語や身体語をおろそかにしているようなドクターでは、患者さんや患者さんの体とのコミュニケーションを大切にしているとはいえないのです。

一方通行のインフォームド・コンセントでは意味がありません

ドクターは、検査や治療、薬の内容など、患者さんに説明する義務があります。患者さんに理解できるように説明し、また、ときに患者さんにとって厳しい診断や治療の説明をするときは、患者さんが事実を受けとめるだけの時間や過程を経る必要もあります。

あるとき、クリニックの患者さんが、おにいさんのことで相談に見えました。狭心症の発作を起こしてある病院に入院し、冠動脈撮影が必要と診断されて心臓カテーテル検査を受けられたのです。まだ若い主治医は、ビデオに撮った心臓カテーテル検査の様子を患者さんに見せながら、「あなたの冠動脈は3本も詰まっているんです。ほっといたら死ぬよ。ただし、ここでは治療できないから自分で病院を探して移ってほしい」といったそうです。

いきなり重大な病気を告げられ、びっくりしたというのに、さらに見放されたようないい方をされ、大変なショックを受けたそうです。ドクターの側は「説明はした」というのでしょうが、患者さんがその説明を受け入れられなければ意味がありません。患者さんが受け止められないならば、まず家族の方に話してから本人に話すなど、その患者さんに応じた「理解のプロセス」というものも必要なのです。

それに、患者さんからの質問をシャットアウトするようないい方は、どう見ても感心できません。

患者さんの不安を少しでも和らげるには、できるだけきめ細かく情報を提供することです。いいことばかりを選んで伝えても、患者さんは安心するわけではないのです。

手術のあとはどんな後遺症が考えられるのか、薬にはどんな副作用があるのかなど、治療によるリスクも説明したうえで、患者さんが納得して治療にのぞめるようにしなければなりません。ドクターの説明に対して、患者さんがどう感じるのか考え、患者さんの不安に一つ一つ応えていかなければならないのです。

「がん」と言われても

日本人にいちばん多い死亡原因は胃がんで、未だに国民死亡率の第一位です。

でも、早期のがんなら、最近では極めて治癒率も高く、手術や抗がん剤、あるいは放射線治療によって回復する例はどんどん増えてきました。世界的に有名なオペラ歌手であるスペインのホセ・カレーラスも、白血病からみごとに復帰し、今も現役で活躍しています。

我々の体の中には約3兆個の細胞がありますが、がん細胞はもともとそのなかに、1000~2000個、存在すると考えられています。通常はそれでもがんが発症することはありません。体の中に、がん細胞に打ち克つ免疫力があるからです。疲労が蓄積したり、体が弱ってくると、その免疫力が弱り、がん細胞が活性化し始めると言われています。

だれががんになっても不思議はないし、また現代では「不治の病」でもなくなってきているのです。

ですから、がんと診断されて絶望することはありません。

がんとわかってからの人生をよりよく過ごすために、ドクターとのコミュニケーションが必要になってくるのです。

たとえば、がんの場合は、さまざまな民間療法が紹介されていますが、食品などで、厚生労働省の認可もないのに過大広告を行ったとして薬事法に触れたケースもあります。主治医に相談しないで、勝手に代替療法に走るのではなく、主治医に相談しながら、専門の医療機関などに相談するのがよいでしょう。

がんについてはさまざまな分野での研究が急速に進んでいます。

「がんだからこそ」あなたとドクターとのコミュニケーション力を駆使して、二人三脚で、よりよい治療を目指してください。

なんでも質問してください

私のところにこられる日本人と外国人の患者さんを比べると、外国人の患者さんは、圧倒的に質問が多いのです。

「その検査は必要ですか？」「費用はいくらかかりますか？」「ジェネリック薬剤は使ってもらえますか？」「その手術は危険ではないですか？」「手術のあと、どのくらいで元通りの生活に復帰できますか？」

そう、わからないこと、心配なことは、なんでも質問してくださっていいのです。患者さんに質問されて怒り出すような若いドクターを、私は指導したつもりも、これから指導するつもりもありません。

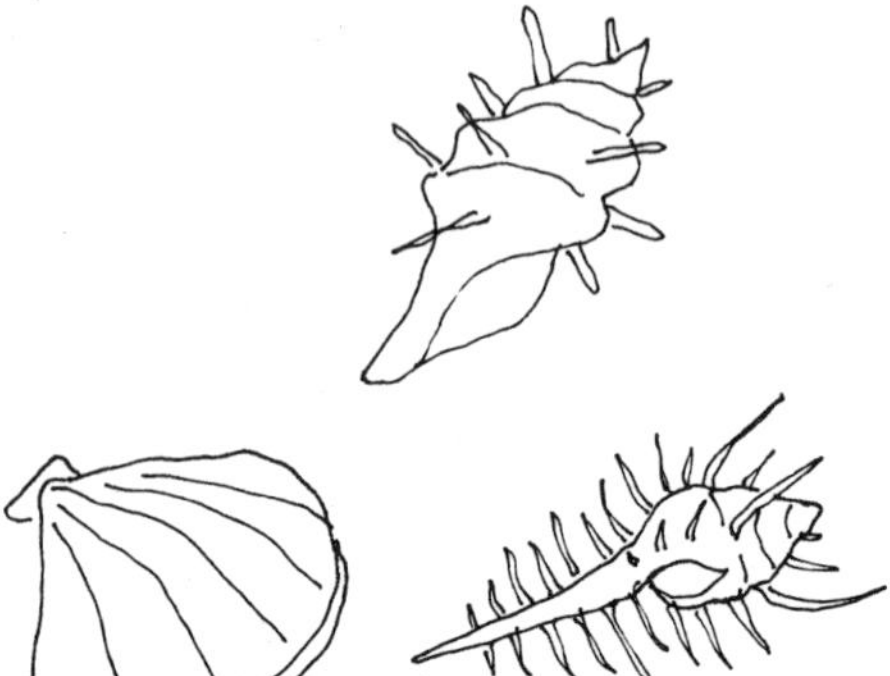

初めての診察室。あなたとドクターとのやりとりをシミュレーションしてみましょう。

待ち合い室でウォーミングアップしましょう
あなたとドクターとは初対面です。
あなたの体のことを、
できるだけたくさん知ってもらえるように、
必要なことを伝える準備をしましょう。
問診票を渡される場合も多いでしょう。
じっくり考えてください。
時間はたっぷりありますよ。

自分の症状を振り返ってみましょう。

その症状に気づいたのはだれですか?

あなた?　家族?　それとも……

いつ?

どんなふうに?

自分自身の体のことを
振り返ってみてください。

今までに大きな病気をしたことがありますか?
今、他の病院に通っていますか?
健康状態について、注意を受けたことがありますか?
食べ物や薬に対して、アレルギーがありますか?
女性のあなたは、妊娠していますか?
もしくは妊娠を希望していますか?
あなたの家族は、どんな病気に
かかったことがありますか?

初めての診察室で

あなたが挨拶をしたとき、
ドクターは、あなたの目を見てくれましたか？
ドクターは、あなたの話に耳を傾けてくれましたか？
ドクターは、あなたの体を診てくれましたか？

検査を受けてください。

ドクターは、検査についての説明をしてくれましたか?

ハイテク診断装置を使った検査は、検査費用もかかります。

また、検査そのものがあなたの体に負担になる場合もあります。

不安になったら聞いてください。

「その検査、どうしても必要なものですか?」

検査の結果がでました。

ドクターは、検査の結果について、
わかりやすく説明してくれましたか？
あなたは理解できましたか？
ここが重要です！

あなたが理解できるまで説明してもらいましょう。

検査結果のデータをもらっておきましょう。
あとで必要になるかもしれません。

ドクターの診断を聞いてください。

忘れてしまわないように、メモをしましょう!
ここではドクターの話を聞くのがせいいっぱいで、当然です!
でも、あとであなた自身がいろいろ考えることができるように、
そして、家族や信頼できる人に伝えることができるように、
メモをとるか、了解を得て録音をしてもいいでしょう。
もし、自信がなければ、

だれかといっしょに聞きましょう!
ここ、あなたのふんばりどころです!

もし、精神的ショックを受けてしまったら

しばらく病院の椅子を貸してもらいましょう。
おたおた病院を飛び出して、交通事故にでもあったら
元も子もありません。
ゆっくり休んで、あなたの好きなものを食べに行きましょう。
おなかが減っていると、みじめな気持ちを
倍増させてしまいます。
ただし、やけ食い、やけ酒はいけません。
とびきりおいしいものを食べれば、
少しは幸せな気分が取り戻せるかもしれません。

あなたも病気のことを知らなくてはなりません。

病名を告げられていたら、
本屋さんや図書館に行ってみましょう。
病気別にいろいろな本がでています。
それらの本で、病気のだいたいのことを知っておきましょう。
インターネットが使えるなら、
そこからも病気のことを知ることができます。
患者の会のホームページを開いてみれば、
病気の概要や治療の種類、体験談、
ドクターの意見などがわかります。
患者の会が中心となってつくった出版物なども
紹介されているはずです。
思いきって電話をしてみると、
どうやって勉強したらいいかの
手がかりが得られるかもしれません。

忘れないでください。
その病気と闘っているのは、
あなただけではないのです。

本やインターネットで知ることができるのは、
その病気に関する知識と、
考えられる治療法です。
こんな状態ならこんな治療がある、ということを
ざっくり知っておくといいでしょう。
ここまではあくまで下調べです。
標準とされる治療はともかく、問題なのは
「あなたの場合」なのです。
だから、ドクターの考え方を知る必要があるのです。

もう一度、ドクターに会いにいきます。

ドクターの考える治療について、詳しく聞きましょう。

手術が必要といわれたら

手術をすれば、病気をする前の体に戻るとは限りません。
人間の体は機械ではないのです。
どんな手術も、人間の体には大なり小なり、危険が伴います。
その手術をしたらどんな変化があなたの体に起こるのか、
聞いておきましょう。

どこを、どこまで、どんなふうに、切ったり
つなげたりするのですか?
イラストや模型を使って説明してくれるドクターなら
うれしいですね。

メスを入れるのはどの部分?
手術の最中に危険なことが起こる可能性は?
手術をしたら、どのくらいで体は回復しますか?
手術をしたあと、生活をするうえでの不便が生じますか?
手術をしなかったら、私の体はどうなりますか?

ここはポイントです。
手術をしなかったら病気の進行はどんなふうになりますか?
手術しか選択肢はありませんか?

そして

「ドクターはその手術、何度もなさってますか？」

「何度もやっていますよ」とにっこり答えてくれたら、

手術の時間はどのくらいですか？

麻酔はどんな方法？

輸血はしますか？

傷口はどんなふうになりますか？ と聞きましょう。

「なんでそんなことを聞くんですか。
私のことが信用できないんだったら
さっさと他の医者のところに
行けばいいじゃないですか！」
と、ドクターが怒ってしまったら……。

他のドクターの門を叩きましょう。

その前に、検査の結果や、あなたのレントゲン写真を
もらっておくのを忘れないように!!

薬で治しましょう、といわれたら

どんな薬ですか?

どんな副作用がありますか?

どのくらいの期間、必要ですか?

薬の値段はどのくらいですか?

ジェネリック薬剤は使えますか?

まだまだ治療に踏み切る決心がつかない……。

あなたが悪いのではありません。
ドクターに嫌われたくなくて、
治療に踏み切ることはありません。
あとで後悔するのは、あなたです。

よく考えましょう。

どんな治療にも、効果と逆効果があるのです。

あなたはこれからどんなふうに暮らしていきたいですか?
だれといっしょに生きていきますか?

セカンド・オピニオンを聞いてもよいのです。

大きな治療を前に、もうひとり、
別のドクターの意見を聞くのは、
むしろ当たり前です。
高価な洋服や家具を買うときは、
いろいろなお店を見てまわります。
どれが自分によりふさわしいか、値段は適切か、
自分の目で見比べて選ぼうとします。
一度買ったら、取り替えるのが大変だからです。
あなたの体は、取り替えがききません。
だから、慎重に考えるのは当たり前なのです。

治療法は一つではないのです。

「セカンド・オピニオンを聞きたい」

と思いきってドクターにいってみましょう。

それまでの検査のデータをもらいたいからです。

ドクターがいやな顔をしたら

今までそういうことを言われたことがなかったのかもしれません。
自尊心を傷つけられたのかもしれません。

でも、治療を選ぶことは、
これからの自分の生活を賭けた賭けなのです。
確率の高いほうに賭けたいのは当たり前じゃありませんか。
セカンド・オピニオンを聞きたいと思うあなたは
間違っているわけでも、
目の前のドクターを裏切っているわけでもありません。

それまでの検査データをもらうのを忘れずに。

どこにセカンド・オピニオンを聞きに行く？

病気のことを調べていくうちに、
あなたのアンテナにひっかかってきた
ドクターか、病院がありましたか？
ドクターや病院につながりがあると、
治療に対する考え方も同じだったりします。
むしろ、全然違う考え方の治療法を
聞けるところへ行ってみましょう。
「セカンド・オピニオン外来」
という科を設けている病院もあります。

あなたが納得するまで、何人でも、
ドクターの意見を聞いてください。

ドクターによって、治療に違いはありましたか？

「この先生は好きだなあ」と思えるような
ドクターに出会えましたか？
それは、あなたがそのドクターを信頼できそう
と感じているからです。
この直感は大事にしてください。

信頼できるドクターになら、
安心して質問ができるはずですね。

「この病院なら」は、あんまりあてになりません。
治療を考えてくれるのは病院ではなくて、ドクターです。

「多数の意見」も、あくまでも参考です。
今、多数のドクターがやっている治療も、
はじめはだれかの独創的なアイデアだったのです。

何人ものドクターに会っていると、時間もお金もかかります。
ドクターの数だけ違った意見があって、
ますます決められないかもしれません。
何度でも振り出しに戻って、情報を集めてください。
身近な人に相談してもいいでしょう。
患者の会のだれかに相談してもいいでしょう。

ただし、
最後に決めるのは、あなたです。
だれかのせいにしたところで、
結果が戻ってくるのはあなたのところなのです。

信頼できるドクターは見つかりましたか?

このドクターとならやっていける……。
そんな風に思えるドクターに出会えたら、
あなたのこれまでの苦労も報われたようなものです。

あなたがこんな気持ちになれたらいいですね。
「先生、あなたといっしょに治療をしていきたいのです」

患者のつぶやき 1

言葉の奥に人柄が見える

ある日、私もひとりの患者になりました。

人間ドックの超音波検診で、右の乳房に異状が見つかり、精密検査が必要であるといわれたのです。

今すぐ病院に行かなくては手遅れになってしまう、いや、もう手遅れかも。追い立てられるような気持ちになるのに、回りを見渡しても乳腺外科の看板は見当たりません。まず書店に駆けつけ、病院ランキング本を手にとりました。

その本を手がかりにして精密検査を受けた病院で、やはり乳がんと診断、さらに納得のいく治療法を求めて三つの病院を回りました。

質問ができない！

診察の時間というものはたいてい短いもの。大病院ならなおさらです。診察が終わってから、患者はその限られた診察時間で見たこと、聞いたことを何度も何度も思い出し、反芻しながら、ドクターはどんな人柄か、果たして腕はよいのか、私にとって最良の治療を提供してくれる人なのか、と思いめぐらせます。私たちは20パーセントの材料から、残りの80パーセントを、なんと想像力によってドクターの実力を推し測ろうという、無謀で切実なことをしようとしているのです。

「あなたのがんは初期なんだけど、場所が悪いんです。乳腺の集まる乳頭のすぐ下だから、(乳房を)全部切ったほうがいいと思います」と、最初の病院で診断されました。

「がんはきれいに切らなければ治らない」という程度の知識しか持っていなかった私は「手術をしましょう」というドクターに対して、何も質問ができませんでした。

頭では「手術しなければならない」と理解しようとするのですが、手術台から逃げ出す夢を2回、見ました。

手術を受ける日まで2カ月あったので、それまでの時間、とにかく悔いのないように、病気のことを調べ、他のドクターの意見も聞いてみることにしました。

心強かった
医療コーディネーターの存在

大学病院のセカンド・オピニオン外

来では、医療コーディネーターの女性とまず話をしました。彼女はドクターにどんな質問をしたいかということ私の話を聞き、優先順位をいっしょに考えてくれました。ドクターとの面談の間、彼女は少し離れたところで立ち会ってくれ、口出しはせず、私が質問し損なったりしたらサポートしてくれるということでした。

面談のあと、もう一度彼女とドクターの話を確認。ひとつだけ私が聞き損ねたことがあるとわかると、ドクターの部屋に入っていき、私を促して、再質問ができるようにしてくれました。

刃物のように切れる感じのドクターだったので、私ひとりだったら、再質問は遠慮していたと思います。病院の中に、私をサポートしてくれる人がいるんだと実感できたことは、とても心強いことだと思いました。

言葉は人柄

私の乳がんは、乳房温存治療をすることができないだろうか、温存する場合も、どのくらい切除するのだろうか、ということが私の知りたいことでした。

温存できると診断したあるドクターは、「私の乳首もとるとしたら、どんな外見になってしまうんでしょう?」という質問に、さらさらっと簡単な絵を描きました。

「こんなふうにウインクしたみたいになりますね」

胸を顔に例えているのです。

私にとって、手術をしたあとの自分の体が無惨に思えるか思えないかは大問題でした。たとえ乳首が残せなくても「ウインク」って思えるのならいいかなあと、このとき初めて、肩の荷が降りたように思いました。

「健康第一」「病気になったらおしまいだ」と人は簡単に口にしますが、病気になったあとの人生も自分の人生です。病気になってもよりよい人生を送りたいと願う患者の気持ちを理解してくれるドクターなのかどうか、は重要なポイントです。

「ウインク」という思いがけない言葉は、きっとあのドクターが考え抜いた末に生まれたものだったに違いないと、今は思えるのです。（K）

第二章

ドクタータカシナの
診察室から

うまくいくときも
うまくいかないときもあった。
正木さんの闘病記

たび重なる手術を経て

正木良彦さんと私が初めて出会ったのは、もう十数年前の、ある同人雑誌の会合の席でした。名刺を交換して、正木さんが車のメーカーにおられることを知りましたが、第一印象は実に誠実な方で、スマートなエンジニアだと思いました。話をしていくうちに、なにごとにも関心を持っておられる知識欲の旺盛な方だということに気がつきました。

正木さんも、私に対して心臓病専門医としてのプロ意識を感じられたようでした。それ以後、年に一度の会合でお目にかかる機会があり、お互いに同人雑誌で書かれた文章や話の内容について質問したり、素朴な疑問を投げかけたりするうちに、尊敬し合い、素晴らしい友人のひとりとなりました。

その正木さんが、ある日、胸痛の発作を起こし、病院へ。ところがかかりつけのドクターが不在だったために、症状が悪化し、手術をすることになりました。

その後、何度かの入院、手術と、病気とのつきあいが続くわけですが、始めはドクターとのコミュニケーションがうまくいかずにとまどっていた正木さんも、ときには友人の私にセカンド・オピニオンを求めながら、またご自分でも冷静に病気についての情報を集めて、ようやく納得できる治療を終えることができたのです。

今は元気に仕事に復帰している正木さん。彼の闘病を通じて、どうすればもっと上手にドクターとコミュニケーションがとれるのかを、学びとりたいと思います。

平成12年11月11日

75歳になる正木良彦さんは、大阪府に住むエンジニアです。若い頃から健康で、大きな病気もなく、所属していた会社で行われる年2回の健康診断で、高コレステロール、高脂血症、糖尿病予備軍である境界型糖尿病、不整脈の一種である洞徐脈（どうじょみゃく）を指摘されたものの、特に自覚症状も、ドクターからの忠告もなかったため、自分が健康だと信じて、70歳を過ぎても相変わらず激務をこなしておられました。

その日は土曜日で、仕事も休みでした。正木さんはスポーツジムへ行くため、朝9時頃家を出ました。7～8分歩いたところで突然両腕に脱力感を覚え、胸全体を締め付けられるような胸苦しさを感じました。今まで経験したことのない異変だったため、「これはどうもただごとではない」と判断し、自宅にゆっくり引き返しました。

ソファに横になってしばらく休んでいるうちに、胸の痛みもとれて、楽になりました。

夜は奥様の誕生日を祝うため、レストランに出かけました。アルコールもほどよく回り、美味しい食事でおなかいっぱいとなってすっかり満足して家に帰ったのですが、その直後、再び胸苦しくなりました。その時フッと、お父さまの狭心症のことを思い出したそうです。

正木さんのお父さまは68歳の時、夕食後に心筋梗塞を起こされ、そのまま自宅で亡くなりました。二番目のお姉さまは57歳で脳梗塞を起こされ、一番上のお姉さまは、

72歳のときに心臓のペースメーカー挿入術を受けられたそうです。

家族の発病年齢を考えると、もしかしたらこの胸苦しさもなにかの予兆かもしれないと、午後9時過ぎ、かかりつけのI病院へ電話をしました。緊急外来で診てもらえるということで、すぐに病院に駆けつけました。しかし、週末の時間外。いつも正木さんが診てもらっているK医師は不在で、その晩の当直医はあいにく循環器の専門医でもありませんでした。病歴から、当直医は狭心症と診断し、直ちに入院となったものの、救急処置も行われず、翌日曜日になっても心電図の検査をすることもなく、単に点滴注射を受けただけで1日を過ごしました。

胸の苦しさもとれず、正木さんはこの病院に対して非常に不安を感じはじめました。

11月13日　循環器専門の病院へ

正木さんが胸の不調を感じて2日後、11月13日、月曜日の午後になってようやくかかりつけのK医師に診てもらうことができました。それまでずっとベットで安静にしていたので、その頃には胸の苦しさも大分和らいでいたのですが、K医師は心電図をとるや否や「これは大変なことだ」と判断しました。

ここで正木さんの症状について解説しますと、土曜日、歩き出した途端に感じた最初の胸苦しさと脱力感は、安静にしているうちに治まっており、典型的な安定型の狭心症の発作と思われます。ただ同じ日に起こった2度目の発作は、特に運動時ではないため「不安定狭心症」とみられ、さらに病状が悪化した可能性が考えられます。それなのに、K医師が診るまで2日間、循環器系の検査も、積極的な治療もなく、正木さんは「不安定狭心症」から「心筋梗塞」に移行してしまったのです。

K医師の指示でただちに大阪にある循環器専門のS病院に、救急車で搬送されました。

11月14日　PTCA手術を受ける

翌日の火曜日、同病院で心臓の冠動脈撮影を行った結果、正木さんの心臓を取り囲む右冠動脈に、血液の固まり、血栓による閉塞が発見されました。心筋に血液が届きにくくなり、閉塞が長時間に渡ると心筋が酸欠状態になり、非常に危険な場合があります。血管の細くなった部分を広げるために、太ももの大腿動脈という血管から、先端に風船が付いている細い管を通し、心臓の右冠動脈の細くなった部分に挿入した後、風船を膨らませる「冠動脈の風船療法」（医学的には「経皮的冠動脈形成術」 PTCA=percutaneous transluminal coronary angioplastyと呼ばれています）を受けました。風船を膨らませると同時に血管を詰まらせていた血栓を取り除き、その部分に、ステントと呼ばれる、細い金属の糸で籠のように編んである、血管の直径とほぼ同じ大きさのごく小さな筒を挿入し、さらに血栓溶解薬を注入しました。その結果、翌日には血栓が溶解したことが確認されました。S病院では「胸痛発作を起こしてから36時間も無処置であったために、心筋の15パーセントが壊死に陥っていた」と言われました。

手術後、11月20日からリハビリ運動が開始され、気になる症状もなく順調に経過したため、手術から3週間たった12月5日に同病院を退院することができました。

正木さんは総コレステロール値が高かったので、退院時にはコレステロール低下剤のメバロチンと、冠動脈拡張のため、ニトロ剤テープを毎日1回胸部に貼付するようにとの指示を受けました。さらに、再び発作が起こったときのため、頓服としてニトロ剤舌下錠を処方されました。

平成13年2月2日　再び胸痛

その後、体力も回復し、仕事にも復帰。アスレチック・ジムに通えるようになるくらい、元気にしておられましたが、手術からほぼ3カ月後の2月2日、自宅で階段を上ったときに、再び動悸が起こりました。すぐにニトロ剤を服用し、一時的に胸痛はとれたものの、不安になった正木さんは、もう一度、今までの経過や今後の治療方針などについて、十分納得のできる説明を受ける必要があると考えました。S病院を退院したあとは主治医が交代していたため、まずかかりつけのI病院のK医師に相談しました。

K医師はすぐにS病院に連絡をとり、その結果、S病院のY部長は正木さんに電話で「冠動脈の風船療法を受けた方では、術後6カ月以内にいったん広げた血管の部分が、もう一度狭くなる人が約30パーセントあり、再び狭心症発作を起こすことがあるので、その場合はもう一度風船療法を行うことになる」という説明をしました。

2月4日　2度目のPTCA

ところが2月4日の午後12時、再び胸痛がひどくなったため、救急車でS病院に再入院し、心臓の冠動脈撮影を受けました。今度は前回のときとは反対側の左前下行枝（左心室の前面に栄養を送っている血管）に狭窄部位が認められたため、もう一度、「風船療法」（PTCA）を受けることになりました。

術後一週間の2月10日に退院できましたが、新たに主治医となったW先生からは、今回の病状について特に詳しい説明はなかったそうです。

5月12日　またしても狭心症の発作

2回目の入院治療後も経過はよく、仕事をこなしつつ、元気に過ごしていましたが、その年の5月12日、気持ち良く晴れ上がった日に朝から庭にでて、庭木の手入れのために、枝を鋸で切ったり、スコップで穴を掘ったりしているときに、また狭心症の発作が起こりました。すぐにニトロ剤を舌下に入れましたが発作は治まらず、S病院のY部長に連絡すると、「できるだけ早く病院に来るように」と指示を受けましたが、ベッドの上に体を横たえて安静にしていると、発作は治まりました。胸痛も取れ、普通に戻ったのでそのことをY部長に連絡したところ、やはり「できるだけ早く病院に来た方がよいでしょう」と指示を受けました。

風船療法のあともしばらくの間は、体を急に動かしたり、朝の明るい太陽の光にあたると、それが刺激となって、狭心症の発作の引き金になることがあるのです。

5月14日　入院、そして3回目のPTCA

「できるだけ早く病院に来るように」といわれた正木さんでしたが、病院に行ったのは2日後の5月14日でした。3回目の入院です。

検査をすると、2回目のPTCAを受けた部分に、広い範囲でさらに3カ所の狭窄が見つかりました。3度目のPTCAを勧められました。

繰り返される発作、同じ手術に、正木さんは「自分はエンジニアだから、ある程度のことは理解しているので、病状について説明をして欲しい」と主治医に話しました。主治医は今までの経過や、今回見つかった冠動脈の3カ所の狭窄部分にステントを挿入することについて説明し、正木さんも納得された結果、新たな部位にステントが挿入されました。

新たな治療法を提案される

その後、正木さんは、平成14年の春までにたびたび胸痛の発作を起こし、さらに3回入院して3回目のPTCAを受けられました。それでも狭心症の発作が起こったため、冠動脈の広い範囲にわたって何カ所も狭窄を起こしている部位を削りとるDCA(direct coronary angioplasty＝直接冠動脈形成術)を2回受けることになりました。

しかし、これ以上DCAを受けるのはリスクが大きいと判断した結果、医師団は正木さんの太ももの血管などを使って、心筋梗塞を起こした部位を迂回して心筋に血液を通すバイパスを形成する手術法を提案してきました。

それまでの自分の冠動脈の病理的な変化について、詳しく調べた正木さんは、今回提案された手術が大手術であることから、「バイパス手術によって得られるメリットが、手術をしない場合と比べてどうなのか」という点について、友人でもある私の意見を聞くために受診されたのでした。

すでに「風船療法」（ＰＴＣＡ）を3回と、ＤＣＡを2回受けておられた正木さんは、すぐに大きな手術を受ける気持ちにはなれませんでした。また、バイパス手術の成功率は病院によって差があるということも、不安の原因でした。患者さんとしては当然の不安だったと思います。

私は、風船療法も3回が限度であるということを説明し、また、ＤＣＡよりもより確実性のあるバイパス手術がいいのでは、と判断し、バイパス手術を勧めたのでした。

平成14年3月31日　バイパス手術

正木さんは、某心臓センターに6回目の入院をされ、バイパス手術を受け、無事に退院されました。このセンターでは希望者に対して食事、運動、薬などについて説明会を行っており、正木さんもその説明会に参加しました。

退院後、心筋梗塞などが原因のストレス潰瘍ができる

無事に退院したものの、その直後から正木さんは胃の不快感と痛みが出てきたため、他の消化器専門病院に搬送されました。胃カメラ検査の結果、ストレス潰瘍ができていることがわかりました。ストレス潰瘍とは、生命の危険に晒され

たり、重篤な疾患にかかって精神的ストレスが大きくなった場合に、あっという間にできてしまう潰瘍のことです。正木さんの場合は、たび重なる心筋梗塞が原因と思われます。

幸いに潰瘍に対する適切な治療が行われて胃の調子もよくなり、狭心症の発作が出てから1年半ぶりに、ようやく気になる様々な症状から解放された次第です。

現在は、6カ月ごとに私のクリニックで心電図をとり、術後の経過を観察していますが、もうすっかり元気を取り戻されて、78歳の今も活発に仕事をこなしておられます。

正木さんに学ぼう。
賢い患者になる方法

普段から自分の体調を自覚し、記録しておいた

多くの方は自分が病気になるまで、「まさか自分が病気になるはずがない」と思っておられるようです。しかし、正木さんの場合は少し違いました。エンジニアでもある正木さんは、車の定期検査が必要であるように、自分の身体の調子も定期的に調べておく必要があると思っておられました。健康診断の記録を、必要な際にはいつでもドクターに提示するようにしておられました。

私のところにいらしたときには、それまでの病状や治療を克明に記録したものを見せてくださったので、診断に大変役に立ちました。

その他に記録しておくといいのは「痛みの性質（神経痛、腹痛、狭心痛、頭痛）」、「過去にかかった病気」、「過去のけが」や「薬や食品アレルギー」など。「たばこ」や「お酒」などの嗜好品も、あなたのライフ

スタイルを知ることのできる大切な情報となります。

私は以前、海外旅行をされる方々のために、それらの情報を書き込めるようにした「一目でわかる健康手帳」という名刺大の小さなノートをつくったことがあります。このような「健康手帳」を身につけていると、救急の場合には大変役立ちますね。

家族の病歴を意識していた

正木さんは、健康であると自認していたものの、初めて胸痛発作に見舞われたとき、父親、姉たちの病気のことを思い出しました。

両親のどちらかが高血圧や脳卒中などで倒れたことがあると、そのこどもが成長してから高血圧になる可能性は高いと思います。父親が高血圧だと、約60パーセントの確率でこどもに高血圧が見られ、母親の場合は約40パーセントの確率でこどもの高血圧が見られるといいます。

これは必ずしも遺伝や体質が似ているということではなく、むしろ、生まれてから両親といっしょに暮らしているため、環境が影響を及ぼしていると考えられます。

正木さんの場合は、特にお父様が68歳の時に心筋梗塞で亡くなられていますね。男性の場合は、父親と同じ病気にかかりやすいと言われていますから、正木さんの場合もそうだったのかも知れません。私の父も、50歳の時に脳溢血の発作に見舞われ、64歳の時に亡くなりましたから、私と精神科のドクターである兄とは「親父の亡くなった年齢に近づいた時には、お互いに健康に気をつけよう」と申し合わせました。これも生活習慣病の予防の一つかもしれませんね。

両親のどちらかが循環器系の病気にかかった場合は、親が病気にかかった年齢に近くなるに従って、できるだけ規則正しい日常生活を送り、バランスのとれた食生活をすることが大切です。働き盛りの年齢になると、確かに仕事の関係で外食が多くなりがちですが、過度の飲酒や暴食を避けるようにすべきでしょう。毎日の生活の上でわずかな注意をすることによって、健康を維持できるのです。

かかりつけのドクターを持っていた

健康のことで、少しでも不安なことがあれば、なんでも相談できるかかりつけ医を持っていることは、とても心強いことです。

正木さんには、普段、健康状態を診てもらっているK医師というかかりつけ医がいました。狭心症の初めての発作を起こして外来受診したときにK医師が不在だったのは残念でしたが、専門病院での主治医が交替したときなど、K医師が代わって専門病院に連絡をしたりしています。正木さんの病状、性格も含めてよく知っているドクターがそばにいることは、心強かったことでしょう。

土曜日の救急外来には専門医がいない場合もある

土曜日の夜9時。正木さんが救急外来にかつぎこまれたとき、病院にはいつものかかりつけ医は不在で、しかも当直医は循環器の専門ではありませんでした。正木さんの症状を、狭心症と診断しながら、それ以上の検査も治療もせず、2日間を無駄にしてしまいました。

病院によっては、当直医が自分の専門外の病気を診察して、判断がつかない場合は、専門医に連絡をとるシステムがあるのです。このシステムのある病院なら、専門医が自宅で待機しており、緊急の場合は病院へ急行して処置にあたります。正木さんの場合は、残念だったとしかいいようがありません。

患者も積極的に病気のことを知るべきです

正木さんは3度にわたるPTCAを受けられましたが、治療をしているのにもかかわらず、また同じ発作が起きてしまうということに対して、かなり不安な気持ちに駆られたと思います。

誰しも健康なときには「まさか自分がそんな病気になる」とは思ってもいません。しかし、正木さんもご自分が病気になって初めて病気を知ることの大切さを体験されました。

心臓病に限らず、自分の病気のことについて家庭医学書や、NHKの『今日の健康』などを参考にして調べておかれることをお勧めします。また、各医療機関や、団体が行っている健康講座などにも出席して、病気に対する予備知識を持たれることをお勧めします。

ご自分の病状について、不安があったら、遠慮なく主治医に質問してください。正木さんも、治療したにも関わらず2度目の発作を起こしたときには心配になって、手術をしてもらった病院のドクターに電話で説明を求めていますね。それでいいのです。

迷ったら、セカンド・オピニオンを求めてもいい

手術が必要となった場合には、誰でも「手術をしなくてすませることができれば」と思うのが普通です。こんな時、なかなか自分で決定することができにくいのは、病気を主観的にとらえてしまい、客観的に見ることができないからです。

正木さんの場合も、ずいぶん考えられた挙句、私に相談に来られました。それが当然だと思います。私は今までの病歴や、経過についてお話を伺った上で「やはり手術をされた方がよいでしょう」とお話ししました。その結果、正木さんは手術を受けることを決意されたのです。

現在では、セカンド・オピニオンを求める場合に、反対をするドクターは非常に少なくなってきました。それぞれ、専門医の立場で判断しますが、ドクターによって微妙に判断が違う場合がありますから、手術

をすべきかどうかと迷っている場合は、もう一人の専門医の意見を聞いてみられるのがよいと思います。

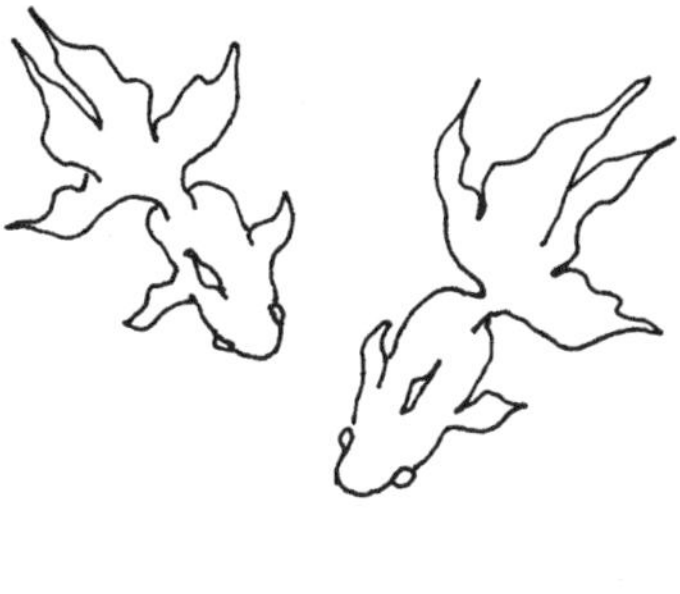

手術のあとの生活指導は大切

最初の狭心症の発作を起こした正木さんは、心臓の血管の細くなった部分を膨らませるPTCAを受けました。PTCAを受けた直後は胸痛も起こらなくなりますが、正木さんの場合は、PTCAで広がった部分に金属の籠状のステントを入れ、さらに血栓溶解剤を入れて血栓を溶かしたわけです。これですっかり治ってしまう方もいますが、30パーセントの方々が、6カ月以内に再狭窄を起こしています。

正木さんは、最初のPTCAのあと、元気になってまもなくスポーツジムに通われるようになりました。

が、実は問題がここにあると思われます。冠動脈血栓に対して血栓溶解療法が行われた直後の退院であったとすれば、まだ冠動脈は完全に正常な状態に戻っていないのです。退院の際には、日常生活の注意はもちろん、食事や運動に対しても、その方の回復程度に合わせて主治医が、どの程度までの運動がよいかの指標をつくって運動処方を行い、徐々に日常生活に復帰するように指導していかなければならないのです。

また、一度でも心筋梗塞の発作を起こした方は、体が非常に敏感になっています。朝の光線など、わずかな刺激にも反応するため「心筋梗塞後狭心症」の発作を起こすことがあるのです。

この際のリハビリは、たいへんに難しいものです。一概にはいえませんが、狭心症の発作を起こしたら、少なくとも2週間はフルタイムの仕事に復帰しないほうがよいといわれています。ですから、2週間くらいかけて徐々に軽い運動やウォーキングを始めたほうがよいように思います。

このように、手術をしたあとは、もと通りの生活に戻るのに時間がかかります。食事の摂り方、運動療法の段階など、十分に指導を受けてください。

手術後は、専門医とかかりつけ医を持つ

どこの病院でも、最近は「病診連携」といって、病院と診療所との間にかなり密接な連携ができ上がっています。病院の専門医からは病気のデータをはじめ、手術所見や術後の管理などについて、細かく指示をします。そのデータにもとづいて、診療所のかかりつけ医の方々が日常的に対応すればよいわけです。

正木さんの場合は、年に1回は私のところに術後の健康管理相談について、専門医としての診察を受けにこられます。以前のような激しい運動は制限されておられますが、日常生活には全く支障がありません。

こんなとき、かかりつけ医の役割は、専門医の指示に従って、定期的に通常の臨床検査を行うとともに、診察をていねいに行い、身体所見に変化がないかどうかを診て行けばよいと思います。そして何らかの変化

があれば、すぐに専門医と相談すればよいわけです。

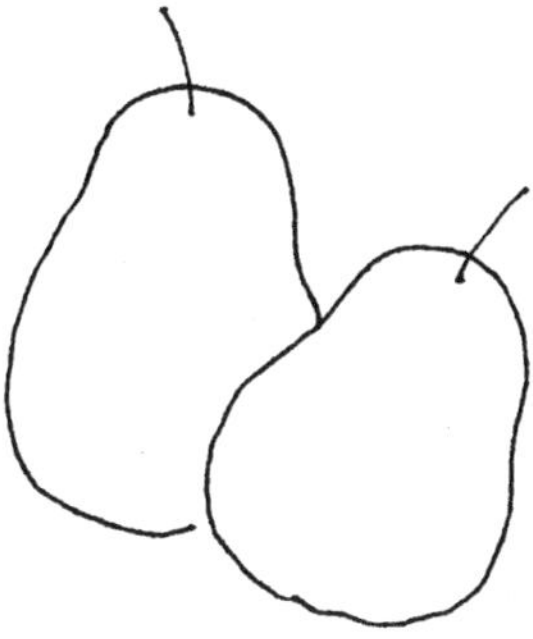

患者のつぶやき　2

質問上手になってきた

「このドクターは、質問をしてもきちんと応えてくださるのだ」と感じた私は、診察室で、手術前後の病室で、いろいろな質問ができるようになりました。

手術を受ける以上、ドクターの腕がいいかどうかは、患者にとって最大の関心事です。

意を決して聞いたのは

「先生、私のような手術をなさった方の写真を見せていただけますか？」

もしかしたらご迷惑だったかもしれません。でも、ドクターは嫌な顔もせず、分厚いファイルを別室から持ってきてみせてくれました。

「傷跡は、縫っていないんですか？」

手術のあと、私の傷跡には絆創膏が貼ってあるだけでした。もしかしたら、くっつけてあるだけ？　と思ったのですが、

「皮膚の下で縫ってあるんですよ」

感動しました。だから縫い目が外に出ていないんですね？

「手術で乳腺を切り取ったあとは、中はどうなるんですか?」

立体として考えるとよくわからないのです。

「だんだん水がたまってきます。それから繊維ができてくるんですよ」

こんなこともありました。

「この手術着はこれでいいんですか?」

私が手術を受けるために入院した病棟は、産科といっしょでした。手術の朝、着替えるようにと渡された手術着はワンピース型で、襟もとに「産科」の文字。これを着て腕に点滴をしたら、なんだかあとで困らないかなあ、と思ってナースに聞いてみました。若いナースはちょっとびっくりしてあわてて別の手術着を持ってきてくれました。それは肩のところがスナップ止めになっているものでした。

ちょっとでも「変だな?」と思ったら、まず口に出して聞いてみる、がいちばんです。
(K)

第三章
ドクタータカシナが教える「信頼できるドクター」

よいドクターは
コミュニケーション上手です

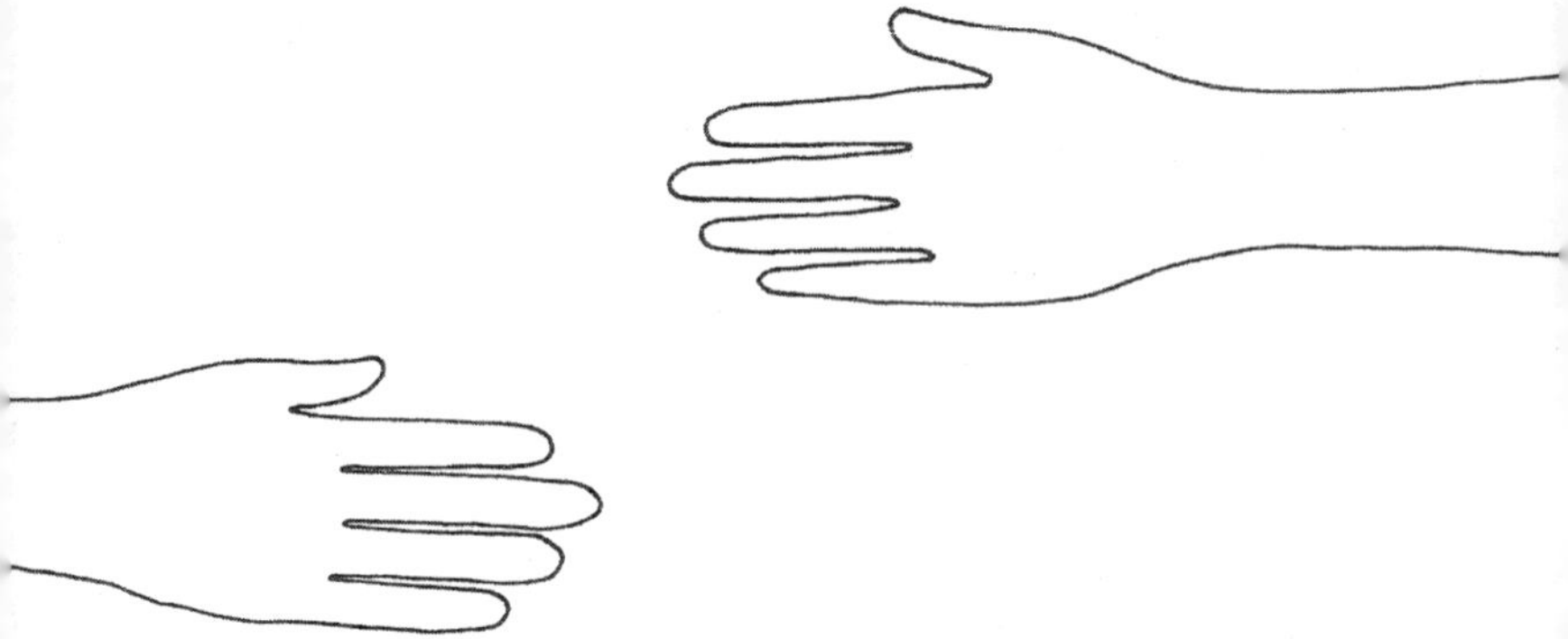

ドクターは、あいさつをしてくれましたか？

人と人とのコミュニケーションには第一印象が大切です。

例えば皆様がデパートへ買い物に行った場合、店員の態度が悪ければ、もう二度とそのデパートに行こうとは思わなくなることでしょう。病院も同じことがいえるのに、なぜか患者さんの立場だと我慢してしまいますよね。でもそれではドクターに聞きたいことも聞けなくなってしまいます。

初めて診察室で顔を合わせたとき、「どうなさいましたか？」とていねいに聞くドクターならば、あなたの痛みやつらさを聞いてくれるでしょう。

社会人としての良識と知識を持っているでしょうか？

なぜ、こんな当たり前のことを、よいドクターの条件に挙げなければならないのでしょうか？

企業や会社であれば、今まで顧客との間に培ってきた社会的信用を損なうことがないように、新入社員に対して研修指導を行います。伝統のある企業や会社ほど、社会人としての心得について、厳しく教えるはずです。

ところが、大学病院や大病院ではどうでしょう？　教授や院長、診療各科の部長が研修生に対して社会人教育を行っているとは、私はあまり聞いたことがないのです。

ドクターの世界は診断の能力や経験がものをいうため、礼儀作法や言葉遣いが軽視されがちでした。大学を卒業して10年以上経ったドクターでも、男女を問わず尊大な態度で、礼儀や言葉遣いが全くなっていない人を時々見かけます。汚れた白衣のボタンもかけずにサンダルばきで病院の廊下を歩いているドクターを見かけることもありますが、これも社会人としてのＴＰＯをわきまえていない例だと思います。

患者さんへの応対、言葉遣い、礼儀、ドクターとしての態度の他に、いろいろな問題についても社会人として判断できる知識を持ち合わせていることも必要です。医学のことに関しては非常に造詣が深いが、その他のことに関しては全く無関心、かつ非常識では臨床医としては失格です。幅広い知識を持ったうえで相手の言葉に耳を傾ける態度が必要です。

バーチ教授はこんなふうに言っていました。

「ドクターは社会的に最も信頼される職業だ。そのためには医学以外の勉強をしなければ、立派なドクターになれない」

あなたときちんと向き合ってくれましたか？

近頃では電子カルテ作成のため、コンピュータを各診察室に１台以上置いている病院が多くなりました。ドクターたちが患者さんの話を聞きながら、横を向いてコンピュータにデータを打ち込んでいる光景をよく見かけます。患者さんが自分の訴えをドクターに聞いてもらおうと思っているのに、ドクターが患者さんと正面に向き合って話していないことに対して、わたしは違和感を覚えるのです。ドクターはあくまでも、患者さんと向き合い、ゆっくり話を聞くべきです。

ドクターと患者さんとの話が第三者の耳に入らないように、プライバシーに配慮した診察室で患者さんがリラックスした状態であることも重要です。

大学病院や大病院になると、患者さんの数も多いため、「３時間待ちの3分診療」という現象が起こってしまいがちです。忙しさのあまり、ドクターの中にはほとんど相手の話を聞こうとしない人がいます。これでは医療面接はおろか、初診の段階でもう臨床医としては失格です。

「診察」をしてくれますか？

病歴を詳しく聞いた後、無駄な動きをせずに、頭の先から足の先まで、全身の診察をテキパキと行ってくれるでしょうか？　診察は、「視診」といってドクターが目で全身の状態や顔色、表情、皮膚の色、爪の色、頸部などを診ることから始まります。肝臓病や腎臓病あるいは心臓の悪い方の場合も、この視診によってある程度の診断がつくらいです。

「触診」では、てのひらを胸に当てて呼吸によって左右の胸郭が等しく拡張するかどうかを調べ、胸壁に伝わる心臓の動きや振動から、心臓弁膜症が軽いか、あるいは先天性心臓病があるかどうかを知ることもできるのです。

腹部に手を当てれば、胆石症、胃潰瘍や虫垂炎など腹腔内臓器の診断にも役立ちます。全身を「視診」で観察した後、「触診」で身体のどの臓器が悪いのかを推測し、次の診察のステップに進みます。今ではこの順序を飛ばしてしまっているドクターが多すぎるように思います。

わたしは心臓病が専門なので、聴診器で胸の音を聴く「聴診」に特に重点をおいていますが、患者さんの中には「せっかく循環器専門病院に診てもらいに行ったのに、聴診器を当ててもらったことがない」という方もいらっしゃいます。ハイテク技術を駆使した検査をする前に、ドクターの五感を駆使した診察で多くの病気を発見できるのです。

「検査漬け」ではないでしょうね?

診察の際に、ある病気を疑ったら、あらゆる臨床検査をするドクターがいますが、それではまるで「下手の鉄砲、数打ちゃ当たる」という皮肉な言い回しがピッタリ当てはまるようですね。

検査といえど、手術に近いものもあり、検査そのものが患者さんにとっては危険なものもあるのです。

「自分が行う検査には理由があるはずだ。そしてどうすれば患者に負担をかけずに、最も迅速に診断することができるかを心がけることだ」とバーチ教授も、患者さんに負担を強いる無駄な検査を戒めていました。

診察技術の優れたドクターほど、あまり多くの検査をせずに診断をつけることができるのです。

よいドクターは
きちんと説明してくれます

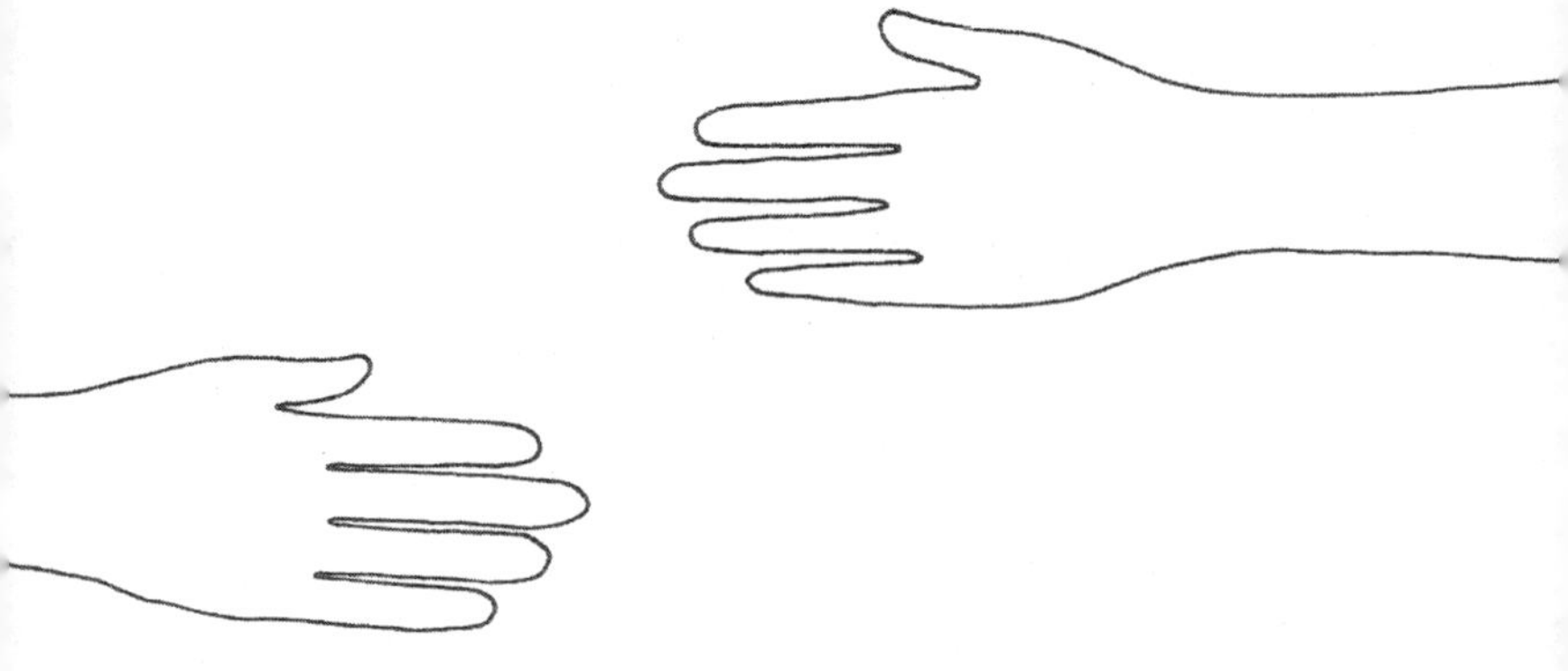

検査結果について、詳しく説明してくれましたか？

臨床検査のデータは、身体所見やサイン（臓器の活動状態）を表しているものです。

尿検査、一般血液検査、血液化学検査、胸部レントゲン写真や心電図、ＣＴスキャン、その他の画像診断についても、結果が出たものは、ドクターは診察の後で詳しく説明します。

その検査結果についても、プリントアウトしたものやコピーをお渡ししながら説明することもあります。患者さんの体のデータなのですから、記録として受け取っておきましょう。

検査の結果、「別に異常はありません」とだけ言って、ドクターが患者さんに詳しい検査結果を知らせないような場合は、説明してもらうようにしましょう。

患者さんがわかるように説明していますか？

ひと昔前から、「インフォームド・コンセント」という言葉が登場し、医療関係者はもちろん、皆様もこの言葉を知らない人はいないと思います。日本語では「治療法に関してドクターの説明に基づく患者の同意」などと訳されています。「あなたは現在、心臓弁膜症にかかっておられますので、その弁膜の状態を調べるためにカテーテルを血管に入れて診る必要があります。麻酔をかけますから、ほとんど痛みを感じることはありません。時間は大体30分以内で終わります」など、具体的な検査や治療の内容について説明しますが、それでもまだ、ドクターからの説明が不十分だと思ったら、あなたのほうから聞いてください。

また、投薬や手術の場合は、それによる副作用や後遺症、費用についても必ず説明してもらいましょう。

ジェネリック薬剤の処方せんを書くことを厭わない

最近の薬には非常に高価なものがあり、内服薬でも1錠の価格が1000円を超えるものもあります。しかし、薬は20年経つとパテント（特許）の期限が切れ、ジェネリック薬剤（後発品）が自由に使えるようになります。ジェネリック薬剤は、薬剤開発の費用がほとんどかからないため、価格が半分以下になることが多く、患者さんの経済的負担を大きく軽減してくれるものです。

2006年4月からは、処方せんに「後発医薬品への変更可」という欄が設けられ、ドクターのサインがあれば、ジェネリック薬剤を選ぶことができるようになりました。

ジェネリック薬剤のことについて知りたい方は、大きな書店の医学関係のコーナーで、『写真でわかる処方薬辞典』などを購入されますと、現在、日本で使われている全ての薬剤がひと目で見られるようになっていますから、ぜひ参考になさってください。同じ系統の薬剤でも、メーカーによって価格に多少のばらつきがあります。しかし、薬剤に関する必要な情報は全て知ることができますから、便利な参考書だと思ってください。

日常生活についてアドバイスし、食事指導も行ってくれますか？

皆様の日常生活は、それぞれ職場や環境が異なり一概には言えませんが、どんな社会的環境にあっても日常生活で気をつけることは、タバコやお酒などの嗜好品です。将来、冠動脈疾患や、慢性肺疾患にかかりたくなければ、絶対に禁煙することが予防につながるのです。

また、家庭環境でも結構ストレスがたまっている方がいます。皆様の話をよく聞き、適切なアドバイスをすることもドクターの仕事の一つです。

目の前のドクターには、どんなことでも率直に相談にのってくれるような雰囲気がありますか？

よいドクターは
腕がいい

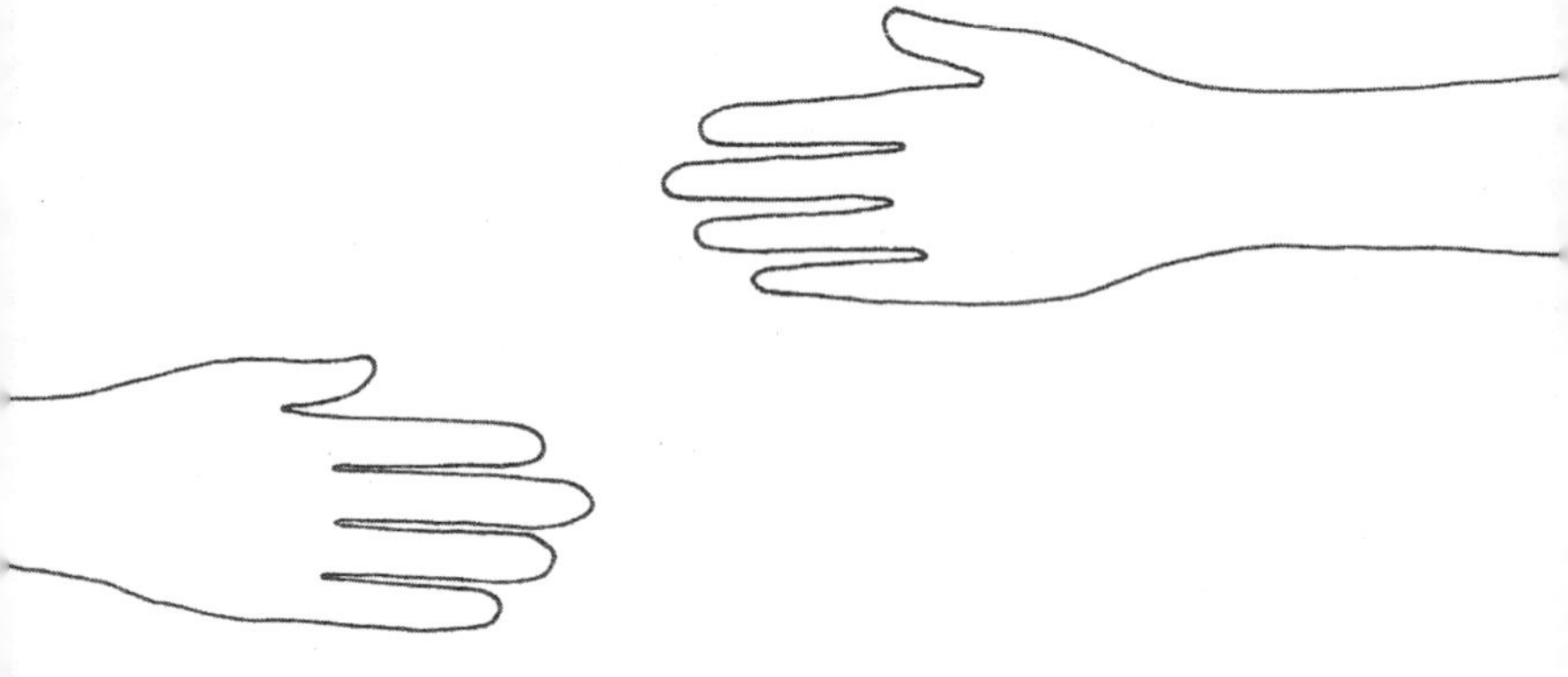

患者さんの症状に研究熱心です

ドクターは、患者さんの症状がどう変わったか、また薬がよく効いているか、あるいは今後の治療方針はどうすればよいかなど、絶えず気にかけているのです。もし、すぐに判断のつかない場合には、参考書を調べたり、専門医の意見を聞いたりして、できる限りの努力を払います。毎日の忙しい診療の中で、十分に時間をとって個々の患者さんの病気について調べるのは大変ですが、患者さんのためにどういった治療が最適なのかを調べる研究心が必要です。若いドクターほど、年配のドクターよりも研究熱心であり、自分の経験だけに頼らない真面目な態度を持っていることが多いでしょう。

外来での臨床検査は自分でこなすくらいの力量がある

大病院では、各部署にそれぞれ臨床検査技師がいて、要領よく検査をしてくれますから、ドクターが自分で何もかもする必要はありません。しかし開業医は、日常のあらゆる仕事に精通していなければ、スムースに事は運びません。検査も同じことです。検査技師や看護師が忙しいときには、胸部レントゲン撮影、心電図検査や、採血もドクター自らが行い、その他の臨床検査もこなさなければならないのです。肝臓や腎臓のバイオプシー（生検）など、特殊な検査でなければ、いつでも自分で行えるくらいの力量がないといけません。

専門医同士ならわかるドクターの力量

よく巻で『評判の名医』とか『日本の名医』などに登場するドクターの方々がおられますが、多くは大学の教授や大病院の部長クラスの方々が主体で構成された、それぞれの専門家がずらりと並んだ内容のもので（わたしもかつて載せられたことがありましたが）、「ここにこんな先生がいるよ」というくらいの紹介記事に過ぎませんでした。わたしはこの種の本はあまり好きではありません。そこからは本当にそのドクターが、患者さんにもナースにも専門のドクターにも信頼されているかどうかはわからないからです。

患者さんの絶大な信頼を得るドクターは、同時に専門分野の誰もが認めるドクターであり、人格的にも専門家としての力量においても、卓越したものを持っています。

たとえば、自分の患者さんを紹介すると、相手のドクターからは、その後、どんな治療をしたなどのリポートが返ってくるのですが、そのリポートだけで、ドクターの力量がわかるものです。専門家のところには、専門家の情報が集まります。

では、患者さんはどうやって腕のいい専門医を探したらいいでしょう？目当てのドクターがいるのなら、インターネットでその方の名前を検索するのも一つの方法です。

また、かかりつけ医に相談して、専門的にも人間的にも信頼の置けるドクターを推薦してもらうのもよい方法です。

自分の専門分野以外の医学的常識を持っている

ドクターが自分の専門外のことにも通じていることが要求されるのは、特に緊急時です。多くの救急患者の応対に慣れている医療機関では、応急処置の後で専門医に連絡をとり、対応することができるのです。ほとんどの病院では研修医として働きだして1年目か、2年目のドクターが緊急外来を担当します。もし、自分の判断の範囲を超えている場合は、すぐに指導医や上級医に相談し、指示を仰ぎます。ですから最初に診たドクターの判断はたいへん重要なのです。

血圧、脈拍、呼吸、意識、体温などの生命徴候（バイタルサイン）を調べ、疼痛の有無、消化器症状、神経外科的症状の有無を調べることによって、その症状が「即入院」か、「要入院」か、「外来治療」で十分なのか、の判断がすぐにできなければならないのです。

必要であれば、すぐに近くの医療機関や専門医を紹介する

ドクターもオールマイティではありません。クリニックのドクターの場合は、すべての病気に対応できるわけではありませんので、もし、自分のところで対応できないと判断した場合には、すぐに近くの医療機関である病院や、専門医を紹介しなければなりません。その場合は担当ドクターの判断で、すぐに家族にも連絡をとり、転医あるいは転院を勧めます。病気の種類によっては一刻を争うような場合もありますから、ドクターの責任において転院させることもあるのです。

外国での臨床経験を日本での診療に生かしている

近頃では、アメリカやヨーロッパで勉強してきたドクターの数も多くなってきました。数年の留学生活で臨床技術を磨いてきたドクターは、想像を絶する厳しい「臨床訓練」という他流試合を経験していますから、臨床における診断や治療において、的確・迅速に事を進める能力をもっています。

大学から単に実験研究のためのリサーチマン（研究要員）として派遣され、動物実験の仕事しかしていなかったようなドクターは、病院で実際に患者さんに接して診療にあたっていませんから、臨床能力という点ではあてになりません。

留学といっても、いろいろあるのです。

よいドクターは
自己管理をしています

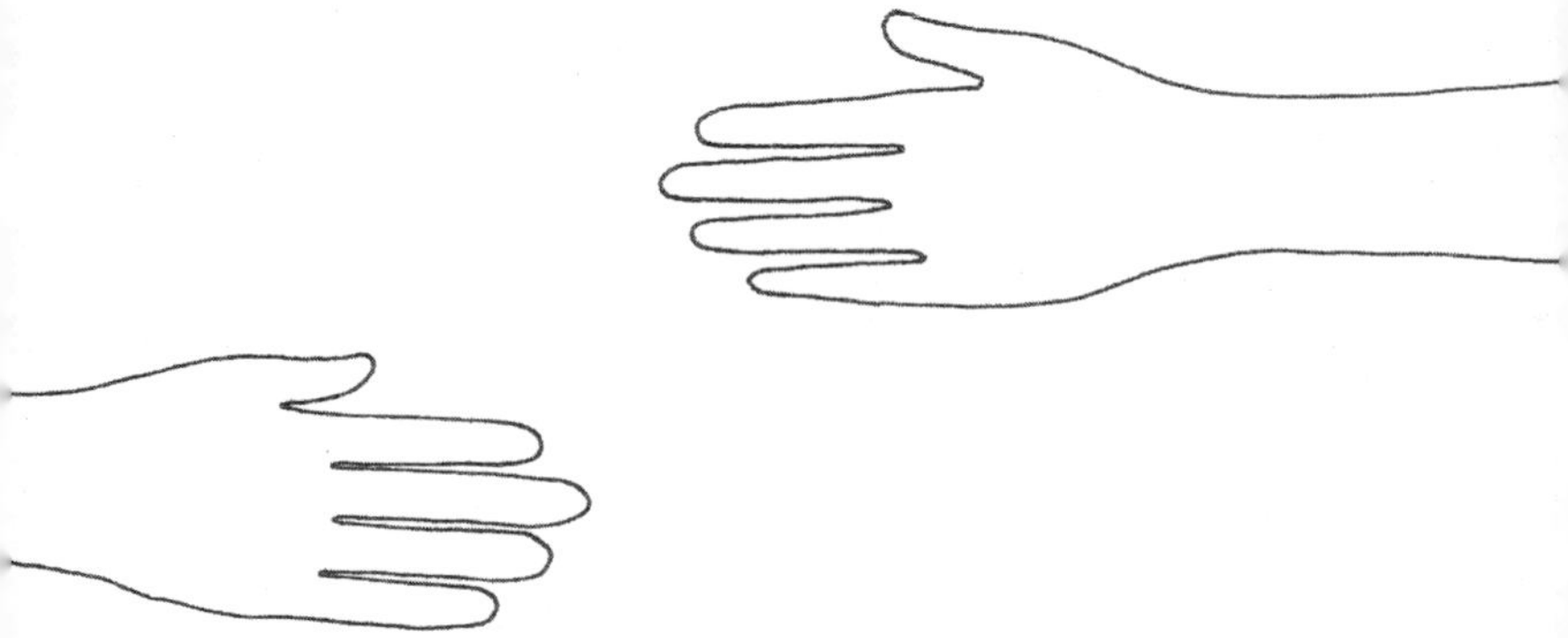

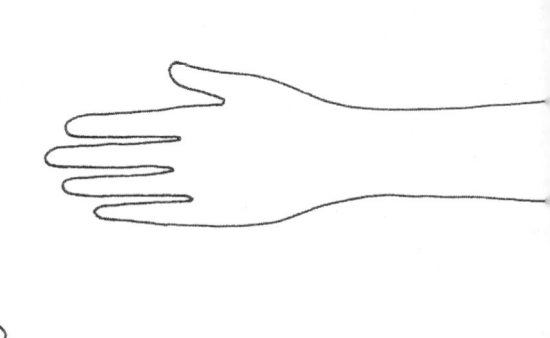

自ら生活管理を行い、いつも健康的です

「ドクターは、元気で病気をあまりしない」と言われますが、もしドクターが病気でもすれば、いちばん困るのは患者さんなのです。我々ドクターは皆様のためにも健康でなければならないのです。日頃から健康管理に気をつけ、皆様のためにも範を示さなければならないと思っています。

私も毎日規則正しい生活を送り、1日少なくとも30分以上のウォーキングや運動を続けています。

喫煙はしないし、患者にも禁煙を勧めます

患者さんに禁煙を勧めながら、自分でタバコを吸っているドクターがいます。これでは何のためのアドバイスなのかわかりません。皆様もご承知の通り、国際線の飛行機はもちろん国内線でも、また公共の場所での喫煙は禁止されるようになりました。喫煙、特に副流煙がいかに健康に悪いかが言われてから、20年の歳月が経って、やっと日本でも禁煙運動が始まってきたのは、あまりにも遅い対応です。

ドクターは、喫煙による生活習慣がいつの間にか周りの人へ不健康な環境を作り出していることを説明し、できる限り禁煙を勧めなければならないと思います。若い女性の喫煙率は30パーセントとなり、また男性の喫煙率は依然として50パーセント近くです。男性の2人に1人が喫煙しているようでは、冠動脈疾患は減ることがないように思わ

れます。喫煙が冠動脈疾患の誘発因子であることを考えると、若い頃からの習慣をいち早く止めていただかなければなりません。

看護師や他のスタッフにも適切な配慮をしています

臨床の現場では、ドクター一人で何もかもこなせるわけではありません。私が淀川キリスト教病院にいた時もそうでしたが、自分のクリニックを持って37年経過した現在も、私を支えてくれた看護師や、スタッフの方々に深く感謝しています。医療はチームワークが大切です。そして私の雰囲気がスタッフ全員に伝わらなかったとすれば、それは私の責任だと思っています。日々の勤務でスタッフが、ドクターとともに明るく患者さんを迎えて対応ができるよう、絶えず配慮しなければいけないと思っています。

診療費以外の金銭は受け取りません

これは当たり前のことですが、私はお盆やお歳暮など、一切の贈り物や謝礼を辞退しています。これはドクターとして当然のことだと思っているからです。

何かをしてもらったことに対して金銭で礼をするのが、日本の風習の一つかもしれませんが、もっと率直に「ありがとうございました」という一言で足りることだと思っています。

金銭や、高価な記念品よりも、患者さんからの「ありがとうございました」の言葉で、ドクターの努力は報われるのです。

癒しの心を持たなければ
ドクターの仕事はできません

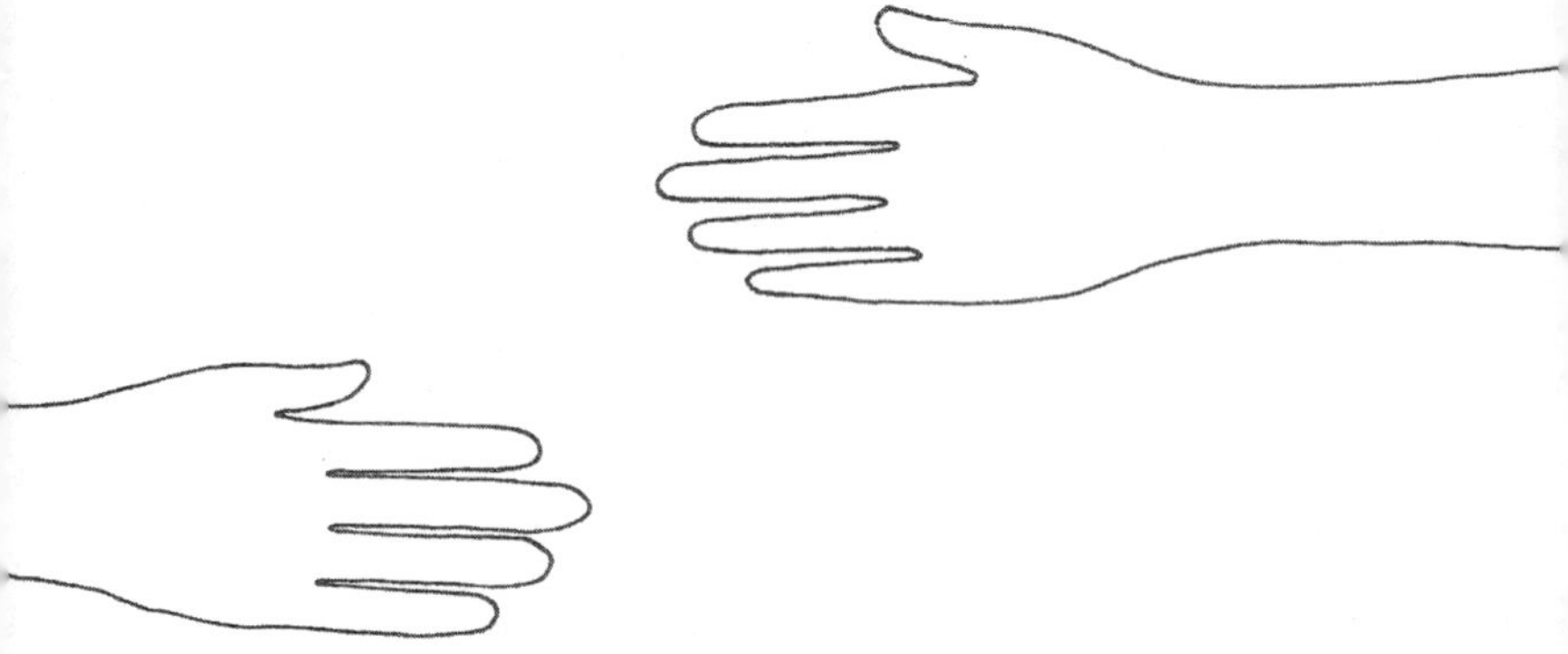

治すのは、体だけではないのです

どんな職業についても言えることが一つあると思います。それは資質と人格ではないでしょうか。もしドクターの道を選ぶとすれば、子供の頃から人のために何かをするという奉仕の精神がなければいけないと思うのです。

私の父は、小児科と内科を専門にしていた開業医でしたが、私が小学校5年生のときに、脳溢血で倒れました。左半身不随となり、私は体が大きくなると、父を風呂に入れるのが日課となりました。

父は体が不自由になっても、患者さんが診察にこられるのなら助けたい、という一心で懸命に診療に励み、また、父の重い体を助けて風呂に入れる私にも、何度も「ありがとう」と口にする父の姿を見ているうちに、私も、なんとかして父のような病気にかかった患者さんを助けられるようなドクターになろうと決心したのです。

ですから、患者さんから「先生の前に座っただけで、今までの症状がスーと消えてなくなったように思います」と言われる一言がどれほどうれしいことか知れないのです。わたしも何度か言われたことがありますが、素直に「ありがとうございます。いつもそうありたいと思っているのです」と患者さんにお礼を言うことにしています。

アメリカ留学時代に知り合った「ドクター・チャーリー・ブラウン」は、ニューヨーク・ヤンキースの名三塁手を務めた人でした。医学部で勉強するための資金を稼ぐために、まずプロ野球の世界に入ったというのです。彼はスポーツマン精神に支えられた素晴らしい人でした。いつも明るく、わからないことはわからないと言える潔さを持っていました。彼が病棟に行くと、患者さんからどれほど人望があったことでしょう。やがて血液学の専門家になり、白血病患者の治療に専心していました。

日本でも、学士入学の医学生がだんだんと増えてきたことは、喜ばしいことです。一度社会人になり、改めて患者さんを助けるためにドクターになろうという動機と、社会的経験や良識が医療の現場に生かされるからです。日本でも最近は某民間放送のアナウンサーだった女性がドクターになった例もあります。

その方は淀川キリスト教病院で研修医として2年間過ごし「わたしはドクターになって本当に良かったと思っています。特に病院のホスピスで研修を受けることができたのは、医療に従事するものにとってかえ難い経験でした」と話してくれました。私も淀川キリスト教病院で7年間過ごしましたが、ドクターはもちろんですが、看護師や医療スタッフの全ての方が、仕事の上でもキリスト教精神によって支えられている姿が素晴らしいと思っています。

私は、キリスト教がドクターの素質に必要だと思っているわけではありません。しかし患者さんを身体の病気だけではなく、精神的にも助けるという、ドクターに必要な癒しの心が自然に培われる環境が、淀川キリスト教病院にはあったと思うのです。

社会に奉仕する責任感を持っています

「癒しの心」とは口に出さなくてもわかるものだと思います。ドクターや医療職にある人が専門的な知識を持つことは当たり前のことですが、同僚とともに絶えず勉強する心構えと、また一般人や社会のために生活習慣病の予防のための講演会や研修会、また市民のために相談に応じるといった啓発活動を行うことができるようにならなければいけません。それがプロと呼ばれるもので、一般市民のため、可能な限り時間を割いて社会活動を行い、自らの理想と信念を絶えず保持していくことが望まれるのではないでしょうか。

私は過去22年間、今の社団法人（臨床心臓病学教育研究会）の活動をするようになってから、特に市民の方にわかりやすく、病気のことを話そうと心掛けています。今まで、どれほど講演をしてきたか記憶していませんが、私の講演に参加された方が、何でも質問しようという気持ちを持たれたとすれば、それで良いと思っています。それが参加者にも癒しの心を伝えていることになるのかも知れません。

自分に言い聞かせている『八つの戒め』

私がいつも自主自戒の言葉として、自分に言い聞かせている『八つの戒め』があります。

一、活動的であれ（be active）
二、忍耐強くあれ（be patient）
三、思慮深くあれ（be thoughtful）
四、謙虚であれ（be humble）
五、正直であれ（be honest）
六、冷静であれ（be calm）
七、協調性を持て（be cooperative）
八、時間を守れ（be punctual）

ドクターの仕事は、多くの医療スタッフの協力がなければできない仕事です。特に手術室での仕事や救命治療室（ER）の仕事は、まさにチーム医療の世界です。チームが一丸となって患者の命を救おうとしなければなりません。そのためにはこの『八つの戒め』が必要になってくるのです。

第四章
ドクターカシナが教える
「よいドクターを見つける方法」

ランキング本は地図のようなもの

ランキング本には、手術の症例数や治療数などが掲載されていますが、その病気に関してある程度の知識がないと、データも意味をなしません。

それに、本を通じて伝えているのは、ドクターの技術面に関する情報だけで、その専門医の人間的な側面は伝わってきません。この種の本の落とし穴といえば、海外旅行ツアーの案内にも似ているところがあることです。現地に行ってみないとわからないことがたくさんあるように、専門医の良い点だけを伝えているために、実際に受診してみると、期待していた通りの結果が得られないこともあるのです。

電話をしてみると案外、病院の誠実度がわかります

まず電話をされて、自分の病状などを説明し、そのうえで診察を受けられてはどうですか?

私の患者さんでも多くの方が、私からの助言で病院に電話をされた後で、診察を受けられました。電話の応対に出られた受付の方が非常にていねいな方の場合が多く、また、直接その専門医の先生が電話に出られることも多いと聞いております。ドクターが立派な方の場合は、スタッフの教育も十分に行き届いているものです。

ダイレクトな情報が役に立つのです

友人や受診経験者の方は、大変よい情報源だと思ってください。その情報を提供した方が、自ら体験なさっておられるので、確かな情報になります。「患者の会」などにはその分野の情報が集まっているので、いろいろなことがわかると思います。しかし、ドクターも患者さんも、お互いに人間ですから、いかに立派な専門医であっても「馬が合わない」ということもあります。あくまでも「参考」として、ご自分で確めてください。

かかりつけ医はよい医療へのナビゲーター

気になるドクターがいるのなら、インターネットでその方の名前を検索すれば、臨床医としての背景がある程度、浮き上がってきます。しかし、ホームページなど持とうとしない年配のドクターの中にも、素晴らしい方はいるので、インターネットでの調査がすべてとは思いません。

専門医の間で評判のよいドクターについては、かかりつけのドクターに聞いてみるとよいでしょう。

かかりつけ医は、自分だけでなく、家族の症状などにも相談にのってもらえるドクターがいいですね。内科に限らず、小児科でも婦人科でも、聞ける雰囲気を持っていれば申し分ありません。

ちなみにアメリカでは、国土も広く、都会を一歩出ると50マイル四方に全く人家のないところも稀ではありません。ですからアメリカの「一般医（GP＝general practitioner）は、日本の開業医よりも、はるかに広く多くのことを診なければならないわけです。

現在もアメリカには「ホームドクター」という研修制度があり、医学部卒業後、数年の研修を受けたドクターたちは、日本のドクターよりもはるかに守備範囲が広く、何でもこなすことができるのです。

社会のニーズに応えるために、ドクターの中にも、専門家としての道を歩むよりも、ホームドクターの道を選ぶ人が増えてきたのも、最近の傾向です。

どんなことでも相談できるかかりつけ医は、よい医療を受けるための窓口です。じょうずにおつきあいできればいいですね。

まずは「ご相談したいことがあるのです」と電話をかけてみてはいかがでしょう?

第四章　ドクタータカシナが教える「よいドクターを見つける方法」

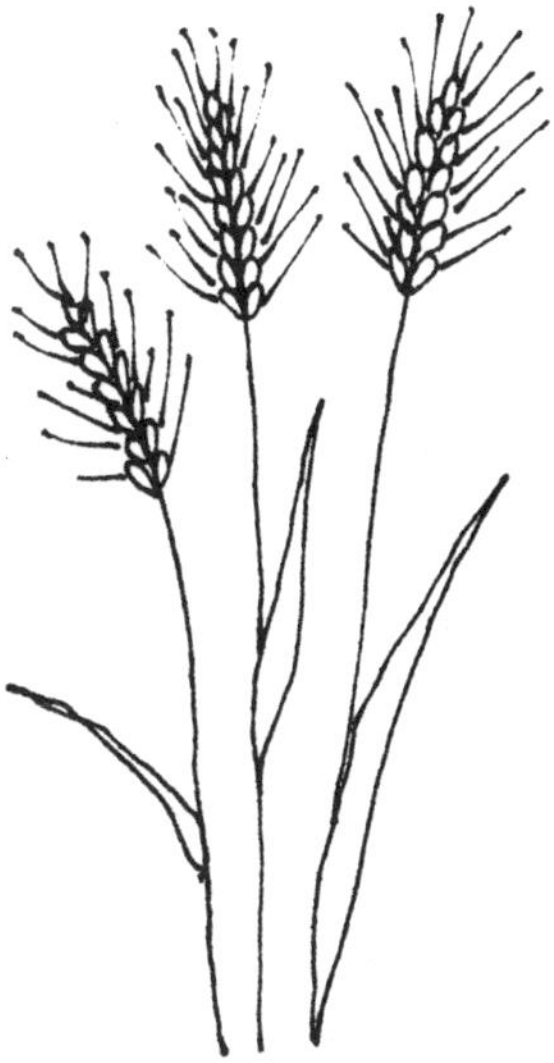

患者のつぶやき 3

患者の会に聞いてみた

乳がんと診断された最初の病院で「片方の乳腺の全摘出手術」を提案された私は、温存手術ができないものだろうかと、さまざまな本、インターネットをさまよい、ほとほと疲れてしまいました。

情報はあふれるほどあるけれど、では私は何を選択したらいいのか、がわからなくなってしまったのです。

ある患者の会に電話をしてみることにしました。

それまでにもいろいろな患者の会のホームページは見ていたのですが、メールのやりとりでは真意が伝わりにくいから、という理由で、その患者の会では、限られた時間にのみ、電話相談を受け付けていました。まったく知らない人に電話をかけるのは、私にとってはハードルではあったのですが、同時に、「きちんと応えたい」という会の姿勢とも感じられたからです。

「私のような症例でも温存手術をなさるドクターの情報はありますか?」

電話の向こうの落ち着いた声は、

私の住所を聞いて、県内の病院に勤務するドクターの名前を教えてくれました。

翌日、そのドクターのところへ行き、結局私は彼に手術をお願いすることにしました。

今でも、不安になるとその患者の会のホームページを開きます。たくさんの情報のなかから、患者が実際に役に立ったと感じた「ある程度選ばれた情報」があるからです。（K）

患者のつぶやき　4

わたしたちができることは?

病気になってしまったら、もうまな板の上の鯉。すべてドクターにおまかせ、と思っていませんか?

患者はとても無力なもの、なにもできない、と思っていませんか?

ドクターへの質問を考えることは、まるで苦しい宿題をしているようなものです。病気に関する下調べをし、自分の体に問いかけ、そして自分がどんな生き方をしたいのかを、改めて考えることでもあります。

ドクターへ問いかけ、自分自身へ問いかけ、いっしょになって答えをさぐっていく道が治療かもしれません。

ドクターといっしょに歩く道は、長かったり、短かったり。あるいはすれ違ったり、横切ったりすることもあります。

セカンド・オピニオンを求めながら別の治療を選んだときは、なぜ私がそれを望んだのかを、ドクターに手紙でお伝えしました。たとえ少しの時間でも、私という患者の治療の道を同行してもらったことに対する感謝の気持ちは、せめて報告をすることで、表したいと思ったからです。

わたしは、自分の気持ちを、たとえそれが拙くても、言葉にし、人に伝えなくてはならないということを、病気を通して学びました。

あなたの質問に答えてくれたドクターにあなた自身の言葉を贈ることができたら治療も仕上げに入ります。

（K）

スマートな患者になるために知っておきたいこと

◆病院へは診察を受けやすい服装をしていきましょう

どこかのパーティーやレセプションにでも出かけるような格好で病院へ来られる方が中にはいます。ドクターに敬意を払っていただくことは確かに結構なことですが、脱衣に時間がかかるよりも、すぐに診察や検査のできる格好で来られたほうが、ずっとスムースに診療が行えると思います。

◆自分の病気について、要領よく説明しましょう

箇条書きでも結構ですから、自分の症状について要領よく「いつから、どんなときに、体のどこに、どんな症状が起こり、どれくらい続いたのか、そし

てその症状に対してどんな処置をしたか」をメモに書いておくと、ドクターも効率よく診察ができます。

◆診察結果は主治医から、できるだけ詳しく聞きましょう

検査結果や診察所見は、主治医や担当医からできるだけ詳しく説明を受けましょう。主治医の説明がわかりにくければ、質問をしましょう。主治医の説明をただ「はい、はい」と聞いているだけではいけません。そのときはわかったつもりでも、病院の玄関を一歩出た途端に、主治医の言ったことを全部忘れてしまったということもあるのです。メモをとることも大切です。

◆病状について、振り返ってみてください

病気には必ず原因があります。私は必ず「何か思い当たることがありますか?」と質問しています。例えば、急に腹痛を起こした場合でも、よく考

えると食べ過ぎていたということもありますし、疲労が重なっていないかなど、自分で症状の原因として思いあたることをメモしておけば、ドクターは診断する上で大きな助けになるのです。

◆身内にドクターがいても、診療に差はありません

よく外来で「私の娘の婿は〇〇大学の〇〇科の助教授をしています」とか「主人の弟が〇〇市で〇〇科を専門に長年開業しています」といった言葉を聞くことがあります。身内やご親戚にドクターがいらっしゃってもいらっしゃらなくても、何ら変わりはありません。

ですが、もしそのドクターから紹介状を持ってこられている場合は違います。ドクターからドクターへの紹介であれば、診断や治療に関して専門的な予備知識を得ることができるので、大いに役立つと思います。

◆薬はできるだけ少なく処方してもらいましょう

高齢の方など、血圧が高く、糖尿もある、それにコレステロール値も高いとなると、それぞれの病気に対して1種類ずつ薬が処方されます。そして胃の具合が悪いとなると、あっという間に10種類もの薬を毎日とることになってしまいます。できるだけ最低限必要な薬を処方してもらうようにドクターに依頼されるのが賢明だと思います。ぜひ、主治医や担当医におっしゃってください。

◆ドクターから処方された薬は自分の判断で止めないでください

たとえば、高血圧の薬を「今日は気分がよいから服用するのを中止しました」「自覚症状が全くないので、この一週間、血糖降下剤は飲んでいませんというう糖尿病の患者さんがいます。

我々ドクターは、皆様の病気を診断し、計画のもとに治療を行っています。

その薬が有効であれば、次回には薬の量を減らすことも考えています。患者さんの自覚症状の有無は重要なことですが、血圧や糖尿病など生活習慣病の治療は、長期にわたって管理をしていかなければなりません。ですから、処方された薬は自分の判断で中止したりせず、もし体調がよくなければ、すぐに主治医へ相談してください。

◆自分に処方された薬を、家族や知人に服用させてはいけません

自分が処方してもらって体調がよくなると、家人や知人に「この薬はとてもよく効いたから、ぜひあなたも飲んでご覧なさい」といって、その薬を他人に勧める方がいます。皆様の身体はそれぞれ別のものです。薬は、ドクターがその方のために考えて処方しているのですから、同じ薬が他の人に効くとは限りません。

◆血圧は自宅で測ったほうがいい

血圧は1日の時間帯で大きく変動します。一般に、血圧は夜中は低く、朝になるにつれ段々と高くなってきて目が覚めるわけです。そして仕事を始め、最高値になるのは正午頃です。そして昼食の後はいったん下がり、また午後4時頃になると少し上がって午後8時頃にもう一度上がりますが、その後はだんだんと下がり、眠りに入ります。我々の身体の中にある「体内時計」あるいは「生体リズム」の変動によって血圧も変わるからで、「日内変動」と呼んでいます。

血圧はできる限り自宅で、朝・夕2回測るようにしておき、ぜひノートに記録しておいて下さい。

◆病院内での携帯電話は控えましょう

病院内には様々な電子機器があり、携帯電話の電波によってこれらの医療機器が誤作動を起こす可能性があります。

私のクリニックに以前、心臓ペースメーカーを入れておられた方が電車で通院されていました。電車の中で前にいた女子高校生が携帯電話をかけた途端に動悸が起こり、急いで電車の前のほうに移動したら、やっと治まったという経験を2回もされたそうです。最近の携帯電話は非常に性能がよくなっていますが、それでも、約30センチは離れていないと、心臓ペースメーカーに影響を起こすと言われています。病院に限らず、公共の場所では携帯電話は控えるべきです。

◆なにか症状が起こったときは、すぐに主治医に相談しましょう

次の診察日までの間に、別の症状が起こったり、身体に異状を感じたときは、すぐに主治医に連絡し相談してください。多くの場合は電話で十分指示を受けることができますから、次の診察日まで待ってから相談しよう

などと考える必要はありません。

◆予約変更の電話は要領よく

次の予約の診察時間がどうしても都合が付かなくなったら、電話で要領よく日時の変更を連絡してください。個人的な理由を延々と説明なさる必要もありません。長い人生のうちには、人は誰でも予期していないことが起こるものです。すぐにキャンセルして次回の予約をとっておけばよいのです。

検査や入院を決めたのに、いざとなると決心がつかなくなったときも同様です。

検査のために特別な薬品を用意したり、ベッドを確保していたりするのですから、すぐに担当医や主治医に連絡をとってください。

◆自分の症状に関して、電話で長々とした問い合わせは避けましょう

診察の時間はどのドクターもたいへん忙しく診療しています。その診療時間中に、電話でご自分の症状について長々と聞いてこられる方がいます。ドクターとしても十分にお応えしたいのですが、時間の予約をしてきている患者さんの前では、どうしても事務的な電話にならざるを得ません。こういった事情をぜひご理解いただきたいと思います。

◆主治医の自宅には電話をかけないでください

私は朝5時に起き、6時前には自宅を出て、7時前にはクリニックに着いています。私と同じように、病院に勤務するドクターたちは、朝の回診、重症患者に対する指示・処置などのため、早朝から時間と労力をフルに使って1日の仕事をこなしています。当直の夜は緊急外来の仕事で一睡もできないこともあり、翌日は自宅に帰ってぐっすりと睡眠をとらなければ体力

を回復することができません。そういった事情をよく理解していただき、ドクターの自宅にはなるべく電話はかけないでいただきたいと思います。

◆すぐに救急車を呼ぶ場合とは

胸痛や腹痛などの症状が激しく、我慢することができない場合は、すぐに家の人や誰かに救急車を呼んでもらってください。胸痛の場合は「狭心症」や「心筋梗塞」の可能性もありますので、症状が治まるまで待つ必要はありません。「すべての胸痛はそれが心筋梗塞でないと診断されるまで、救急患者として対応すること」というのが、緊急治療の原則なのです。

一瞬失神しそうになり、手足が痺れたときも救急車を呼んでください。

最も緊急を要するのは脳の症状です。脳塞栓の前兆だと言われる高齢者のふらつきは、それだけでは緊急ではないかもしれません。しかし、もし失神しそうになり、同時に手足に痺れを感じるようになれば、脳血管に出血が起こっている可能性が考えられます。こんな場合は一刻の猶予もありません。すぐに脳神経外科の専門病院を受診し、脳のCTスキャン検査を受けたほうがよいと思われます。脳塞栓の場合は時間が経つに従って症状は悪化しますから、すぐに脳塞栓の除去を行う必要があります。まさに「時は命なり」です。

独居老人のためには、警備保障会社が行っているサービスもあります。心臓性不整脈が出た場合には、警備保障会社が設置した緊急用ボタンを押すとすぐに救急車が駆けつけてくれる地域も出てきました。

もし、心臓が拍動を停止した場合には、4分間が勝負です。4分経つまでに心肺蘇生法が行われれば、助かる可能性もあるのです。

また心肺蘇生法については、胸部の心臓マッサージだけを行うほうが、従来の心臓マッサージと人工呼吸を繰り返すよりも救命率が高いことが証明されています。

最近では自動体外式除細動器（ＡＥＤ）が空港や駅の構内にも設置されるようになりました。このＡＥＤの扱いの訓練も受けられますが、どなたかが心臓停止を起こした場合には、機械が音声で指示を出してくれるので、その指示に従えば、だれでも扱うことができるのです。

◆ドクターへのお礼は、率直に感謝の気持ちを表すことがなによりです

私はドクターへの贈り物は不必要だと思っています。暑中見舞いを出すとか、率直な感謝の気持ちを表す方法は他にいくらでもあるはずです。ドクターや医療スタッフは皆様が一刻も早くよくなられることをいつも望んでいます。ドクターや看護師さんたちにお礼をしたから、他の患者さんよりもていねいにケアしてくれるということは決してありません。皆様からの「ありがとうございます」の一言が、我々ドクターや看護師にとっては何よりもうれしい言葉なのですから。

◆セカンド・オピニオンを求めても構いません

例えば手術を勧められた場合に、自分ですぐに納得できない場合があります。そういった場合には、遠慮せずに「もう少し考えさせてください」と申し出ても構わないのです。近頃では、大学病院や一流の大病院でも「セカンド・オピニオンを必要とされる方は申し出て下さい」と表示されるようになりました。主治医に了解を得て、もう一人の専門家の意見を聞き、最終的な決断をすればいいのです。今では、セカンド・オピニオンを聞きたいと言われて感情を害するようなドクターは、「時代遅れのドクター」だということになります。

◆病院やクリニックが自分に合わないときは変えましょう

人間には「馬が合う」とか、「合わない」ということがありますが、クリリニックや病院の場合にも同じことがいえます。そこのシステムやドクター・看護師・薬局などのやり方が、その患者さんにとって相性が合わないということがあります。そんなときには辛抱しないで、すぐにクリニックや病院を変えましょう。あなたが信頼できないところでは、安心して治療を受けることは難しいからです。ストレスとなるような環境を避けて、心が癒されるドクターや病院を選びましょう。

◆ドクター・ショッピングはきりがありません

患者さんの中には、初めから自分の考えている通りに治療を受けようと思ったり、薬の服用でも自己流を押し通す人がいます。こういったタイプの方は、テレビの健康番組に出演した「○○大学の先生が、このように話していた」とか、自分が直接世話になっている先生の言葉よりも、無関係な他人の意見を信用する傾向があります。

専門家であるドクターの言葉や診断技術を初めから信用できないのであれば、何人ものドクターや病院を訪れても終わりはありません。別の診療所でまた同じような検査を一から始めることになり、時間も費用もかかり、体の負担も大変です。

納得のいくまでドクター探しをすることは大切ですが、きりがなくなって苦しむこともあるのです。

◆テレビの健康番組や新聞などの情報を鵜呑みにしないでください

ある食品が健康によいといえば、その翌日にはスーパーの棚から商品が売り切れてなくなるという話をよく聞きます。でもその食品をとれば健康になるということはありません。バランスのとれた食事が一番健康にはよいのです。しかし、テレビの健康番組は内容を誇張しがちなため、情報が偏っている傾向があります。また、新薬や新しい治療法も、ニュース・バリューがあれば、新聞・雑誌などですぐに報道してしまうきらいがあります。たとえそれが正しい情報であったとしても、広く学会などで認められるまでにはかなりの時間がかかるものであると知っておきましょう。

◆サプリメントはほどほどに

サプリメントはあくまで補助的なものであって、ドクターが処方する薬とは違います。厚生労働省が認可する薬は、各製薬会社が長年の臨床治験をクリアして、初めて薬剤として登録されるものなのです。ビタミンCやEを服用することは必ずしも害ではありませんが、ビタミン剤は生命保険の掛け金のようなものです。やたらと掛け金をかけても、保険金が全額手元に返ってこないのと同じです。それでより健康になったり、寿命が延びたりはしないのですから。

サプリメントを服用している場合は、主治医に必ずそのことを報告しておいてください。

同じようなことが漢方薬にも言えます。「漢方薬だから副作用がない」ということはありません。中国産の痩せ薬を服用して亡くなった方がいました。漢方薬にも、専門医の処方が必要です。

◆あなたが納得して初めてインフォームド・コンセントになるのです

「インフォームド・コンセント」という言葉は「治療法に関してドクターの説明に基づく患者の同意」などと訳されています。つまりドクターの説明に対して、あなたが納得して初めて成立するものです。

ですから、検査や治療の内容など、皆様が納得のいくまでドクターの説明を聞いていただきたいと思います。

主治医が勧める検査や、手術の必要性にどうしても患者さんが納得できない場合は「セカンド・オピニオン」を求めることになります。患者さんや患者さんの家族は遠慮せずに「もう少し考えさせてください」と申し出て構わないのです。

このセカンド・オピニオン、これは自分の判断で勝手に別のドクターに診てもらうドクター・ショッピングとは違います。主治医の了解を得て、もう一人の専門家の意見を聞き、最終的な判断をするという意味です。

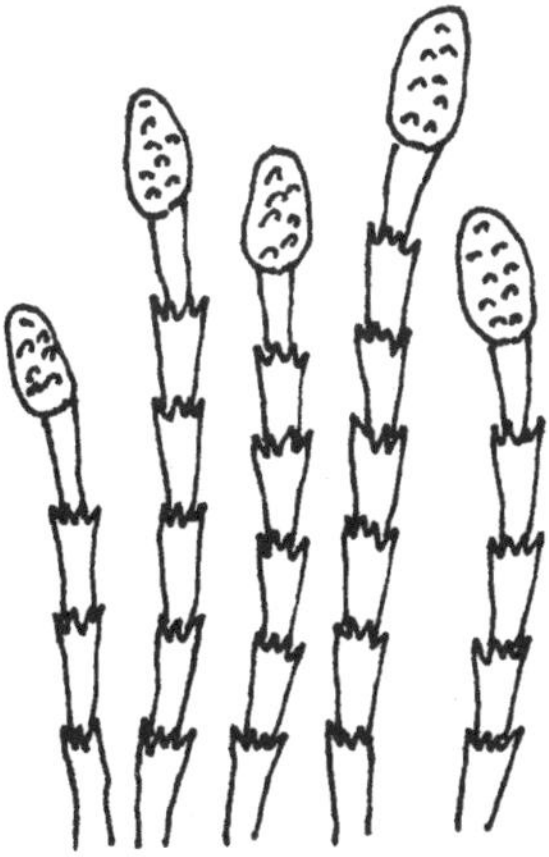

クリニックや病院の外来診療について知っておきたいこと

◆建物が立派でも医療のレベルが高いとは限りません

病院は、各科のドクター・看護師・臨床検査技師・薬剤師・理学療法士・管理栄養士・社会事業相談部・その他の医療関係者や事務部門から成り立っており、各科には数名から数10名のドクター・看護師などが働いています。1人の患者さんに対して10名、ときによってはそれ以上のドクターが診療するということがありうるのです。

その点、クリニックはほとんど1名か数名のドクターや看護師で、特化した専門医療を行っています。病院がデパートなら、クリニックはブティックに例えることができます。ドクターも看護師もベテランで、その分野の専門家なのです。もし、知人や友人から勧められるほどの評判のよいクリニックであれば、まず病院よりはクリニックを先に受診されることをお勧めします。

◆大学病院や関連病院では、大学人事によって主治医が変わります

たいていの病院は大学と何らかの関係があり、多くのドクターたちは大学病院の医局から派遣されてくる場合が多いようです。そのため、春や秋の人事異動の時期には、病院に勤めていたドクターが交替します。今まで診てもらっていたドクターが、急に病院にいなくなることもあるわけで、患者さんは不安に駆られます。次のドクターへの伝達もうまくいっていない場合にはことさらです。国公立の大病院や大学病院の場合には、こうしたことも起こるのです。

◆有名なクリニックや病院で待ち時間が長いのはしかたがありません

大学病院や大病院の有名な先生のところには、全国から患者さんが集まってきます。特に新聞やテレビの健康番組で紹介されると、急に外来に患者さんが殺到し、「3時間待ち、3分医療」という事態も起こります。

慎重に診なければならない初診患者の方には、本来は少なくとも1人に30分の時間をかけなければならないと思います。皆様の前に2人の患者さんが待っている場合は1時間待たなければならないことになります。さらに検査や、薬局までの時間を合わせると、朝一番に病院に行っても、午前中はかかってしまうというのが現状です。臨床検査技師や薬剤師、そして事務の人たちも懸命に働いているのですが、時間がかかってしまうのは、やむをえません。

時間通りに診察を受けたいときは、「予約診察」というシステムのある病院で、自分の時間に合わせて診察を受けられることをお勧めします。

◆若いドクターは研究熱心です

もし、皆様が長時間待つことができない場合には、部長や医長の肩書きのドクターよりも若いドクターの診察を受けられることをお勧めします。若いドクターは臨床の診療面でも非常に研究熱心で、年配のドクターたちよりもていねいに診察することでしょう。そして皆様の質問に対しても気軽に相談に応じてくれると考えられるからです。

◆ドクターのキャリアを知る方法があればいいのですが

病院の構成やスタッフについて、ホームページでかなり詳しく説明をする病院が増えてきました。勤務医も「○○専門医」ということを表示してもよいことになりましたので、昔よりはドクターのキャリアがわかるようになってきました。

アメリカやヨーロッパでは、研修を修了した病院が証明書を出しますから、ドクターは自分の診察室にその証明書を額に入れて壁にかけています。日本でも現在、専門医認定証を発行していますから、やがてそうなるだろうと思います。

◆窓口事務、薬局の説明態度や言葉遣いの悪いときは

ホスピタル（病院）もホテルも「ホスピタリティ」（hospitality＝相手をもてなす）という意味をもつ言葉です。

「すべての職業は社会に対するサービスである。そしてドクターもまたその職業の一つである」というのが、アメリカ医師会の理念です。ドクターはもちろん、病院に勤務する医療関係者がサービス精神に徹して仕事をすることが大切であることは、言うまでもありません。もし、事務職員の接遇に問題のある場合は、医療業務管理者に責任がありますので、院長や事務長

宛に手紙を出されるのがよいと思います。

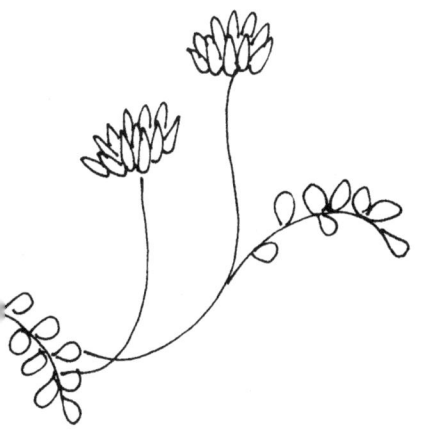

入院について知っておきたいこと

◆治療には「即入院」「要入院」「外来治療」の三つの段階があります

治療には三つの段階があります。正木さんのような場合は「即入院」で、直ちに専門的治療が行われなければなりません。

正確な診断を付けるための検査入院や、糖尿病などで血糖値を正常に戻すための入院を勧められることもあります。入院が必要な理由について主治医から納得のいく説明を聞きましょう。これが「要入院」ですね。

そして一般的な内科疾患や軽度の外傷は外来で十分対応できるので、「外来治療」ということになるのです。

患者さんの中には自分で「病気が重く入院して治療してもらわないと命に関わる」と思って病院に来られる方がいますが、よく病歴を聞き、診察をしても、すべての身体所見が正常で、検査結果にも異常がないこともあります。このような場合は「外来治療」で十分です。

◆入院先が専門病院であるかどうかを聞く

要入院でも、即入院でも、その病院が専門病院かどうか、すぐに対応してもらえるかどうか、遠慮せずに聞いてください。

皆様の病気に関して、専門医が適切な治療を行っている病院かどうかといったことも、ある程度までインターネットで調べることもできます。

◆即入院でなければ、週末や春先の入院は避けましょう

正木さんの例のように、即入院が週末であれば、病院に当直医しかいないこともあり、緊急処置を要するのに対応できない場合があるのです。

同じようなことが、毎年春の年度替わりの時期にも当てはまります。

春には新卒の看護師さんや研修医が勤務を開始しますが、その病院のシステムに慣れていないことが多く、患者さんのケアの面でも、指導医や指導看護師がつかなければ十分な治療や看護ができないということが起こってきます。したがって、「要入院」なら春先の入院は、できるだけ避けたほうが賢明です。

◆病院との連絡係を決めておきましょう

入院時には必ず保証人や本人以外の連絡先を聞かれます。特にひとり暮らしの方は、緊急時にはどなたに連絡をしたらいいか、決めておいてください。家族のだれか、あるいは連絡がとりやすく、信頼できる人を決めておきましょう。

◆主治医の説明は、家族や信頼できる人といっしょに聞きましょう

主治医から病気についての説明や、入院の予定日数、総室または個室の場合の1日の料金や、様々なことについて説明を受け、必ずメモをとって聞き逃しのないようにしましょう。

病院では主治医の説明がわかったつもりでも、緊張しているため、メモをとっておかないと肝心なことを忘れてしまうことが多いからです。複数の人が主治医の説明を聞けば、間違える可能性は少なくなります。

◆看護師も医療チームの一員です。ドクターと同じように接しましょう

入院された場合におそらくいちばんお世話になるのが、看護師の方々です。1日の大半を病棟で過ごしますが、看護師の指示に従って食事や検査を済ませてください。そして重症のときにいちばん頼れるのも看護師さんです。CCU（冠疾患集中治療室）やICU（集中治療室）に入院した場合には、看護師の方々が24時間体制でケアに当たっています。心電図モニタ

ーに異常が発生すれば直ちに主治医や担当ドクターに連絡し、すぐに対処してくれます。

熟練した看護師の方々は、若い研修医よりもはるかに現場の医療に関して精通しています。入院中の患者さんのケアについても最もよくわかっています。ただ、患者さんの病状について必要なこと以外は説明をしないようにしているのは、プライバシーの問題が関わってくるからです。直接、主治医に相談してみましょう。

◆入院ドックの場合でも、病院の規則に従ってください

人間ドックでは、各臓器について短時間に系統的に検査をして、その時点で異常がないかどうかを調べます。検査目的であっても、入院した場合は病院の規則に従って行動してください。

患者ではないという認識からか、個室にさまざまな飲み物や食べ物を持

ち込んだり、朝から夕方まで電話を使い、会社にいるときと少しも変わらないスケジュールで行動される方を見かけますが、これはどうかと思います。安静にしなければ検査結果に異常が出ることもあり、ドクターも判断に苦しむことがあります。人間ドックとは、機械で言えばオーバーホールです。安静を保ってできるだけ早く検査を済ませてください。

◆入院中の盗難にはくれぐれもご注意ください

これは嫌なことですが現実です。病院内はちょうど電車の駅のようなものので、一日に無数の人が出入りしますから、誰が患者さんなのか見分けが付きません。たとえ6人部屋でも泥棒が入ってきて、隣のベッドの人に「○○の親戚の者ですが、今○○が検査に行っています。○○から××をとってくるようにことづかりましたので」と声をかけて、平然とサイドテーブルからお財布を抜き出すそうです。何とも嫌な話です。外来では、隣に座っている人が、ちょっとの間にハンドバッグから財布を盗んでいった、という話もありました。

入院中も、鍵のかからないサイドテーブルに現金などを入れて置かないように、盗難にご注意ください。

◆検査にも承諾書が必要です

検査をするときも、手術をするときも、承諾書が必要です。注射の後で検査をする場合に、アレルギー体質の方は副作用が出ることもあります。そういった事故を未然に防ぐためにも、検査前に本人がきちんと確認し、同意書を必要とすることがあります。

◆採血の下手なドクターには「日を変えてください」といってみましょう

入院すると、研修医が採血や注射に回ってくることがあります。この静脈注射や採血は、人によって上手な人と下手な人がいます。ベテランの看護師さんなどは失敗しませんが、研修医や、年配のドクターの中にも注射の下手なドクターがいることも事実です。一回、二回と試みて採血に失敗すると、患者さんもドクターも、もう一回針を刺すということに抵抗があるようです。そんなときには「先生、今日はどうも血管が出ないようですから、日を変えてみていただけませんか?」といってください。その一言で若いドクターもどんなにか救われることでしょう。

◆院内の朝礼や催しものには参加しましょう

病院によっては朝礼が行われたり、淀川キリスト教病院などでは朝の礼拝があります。ときには職員による音楽会などもあります。心を癒される瞬間であり、参加されることをお勧めします。そうすることによって、職員と患者さんとのコミュニケーションがスムースになり、またその病院の姿勢がわかります。

◆入院中は無断で外出しないでください

慢性疾患の方だと病状もあまり変わらず、入院生活に飽きてしまうのもやむをえません。しかし、ドクターをはじめとした医療スタッフは、懸命になって皆様が1日でも早く回復し、社会復帰をされることを願っているのです。週末の外出や、やむをえず日中に短時間でも出社する必要が出てきた場合には、主治医や医療スタッフに必ず相談しましょう。

病院は決して皆様を社会から隔離しているのではありません。皆様が健康を取り戻されることが何よりも大切なのです。入院は人生における貴重な経験です。その貴重な経験を充実したものにするためには、ドクター・患者・家族が一体となって治療方針を立てていきたいものです。

◆入院中でも1日のスケジュールをつくりましょう

糖尿病などの食事療法は、入院しないとできません。活動している人と、入院中の人とでは、消費するエネルギーが異なるからです。管理栄養士はこうしたことを考慮して献立をつくります。入院中でも自分なりのスケジュールを立て、それに従って生活すれば、退院後の食事内容や日常生活にも、意外に早く馴じむことができるでしょう。

また、正木さんのような虚血性心臓病の患者さんの場合は、手術の後、主治医が運動処方を行い、１日の運動量を少しずつ増やして、退院にもっていくのです。入院中の生活にこうしたリズムを作って生活することも大切です。

◆昼寝をしすぎると生体のリズムが狂い、夜眠れなくなります

3日も身体の安静を保つと、精神的な緊張がとれてくると同時に、体力が低下するということがあります。特にすることもなければ、人はベッドの上に寝ている限り、眠ってしまいがちです。昼間から睡眠をとってしまうと夜には眠れなくなり、病棟の看護師さんに眠剤を希望するようになってしまいます。

絶対安静というドクターの指示がなければ、できるだけ昼間は起きて本を読んだり、病棟や廊下を歩いたり、散歩の許可が出ているなら病院の外を歩かれるのもよいでしょう。そのときも寝巻き姿ではなく、軽い服装で散歩されることをお勧めします。

入院期間は短いに越したことはありません。1日も早く社会復帰ができるよう体力をつけておく必要があります。そうすれば夜もぐっすり眠れるようになります。

◆ストレッチ体操やラジオ体操をして体を使いましょう

起床したらストレッチ体操やラジオ体操をするようにしましょう。高齢者はもちろん、若い人でも身体が硬くなっていますから、朝起きたとき、犬や猫が身体をいっぱいに伸ばすように、皆様も身体を伸ばしてください。

少しでも身体を使い、1日のリズムをつかみましょう。

◆入院中に一時的にボケることがあります

入院すると急にボケたようになる方がいらっしゃいます。これは毎日の生活が、入院で急に変わったために起こる「一過性見当識障害」（一時的に日時、場所、人物などの判断が障害されること）です。たいていの場合は退院すれば正常に戻りますので、心配されない方がいいでしょう。

ただし、高齢の方でこの状態が持続する場合は、精神科医の診察を必要とします。また40歳代の方が見当識障害を起こしてきた場合は、「アルツハイマー型認知症」の可能性がありますから、専門医の診察を必要とします。

◆手術後のリハビリは、主治医と相談して積極的に行いましょう

手術を受けた後は、まだ手術部位に痛みも残り、一気に回復しません。様子を見ながら、術後はできるだけ早くベッドを離れて身体を動かすことが大切です。特に長期間、ベッドに寝たままの姿勢を保っていると、背中や臀部に褥瘡《じょくそう》（床ずれ）ができやすくなりますから、絶えず体位を変換します。看護師はこういったことには非常に慣れていますから、喜んで手助けをしてくれるでしょう。

また、整形外科の手術を受けられた場合には、ギプスをはずしてから一気に運動はできません。必ず主治医と相談して、どの程度まで運動すれば

よいのかを相談し、積極的にリハビリをしましょう。

検査結果が好転し体力に自信が付けば、主治医に相談し、退院できるよう計画を立てるのがよいと思います。

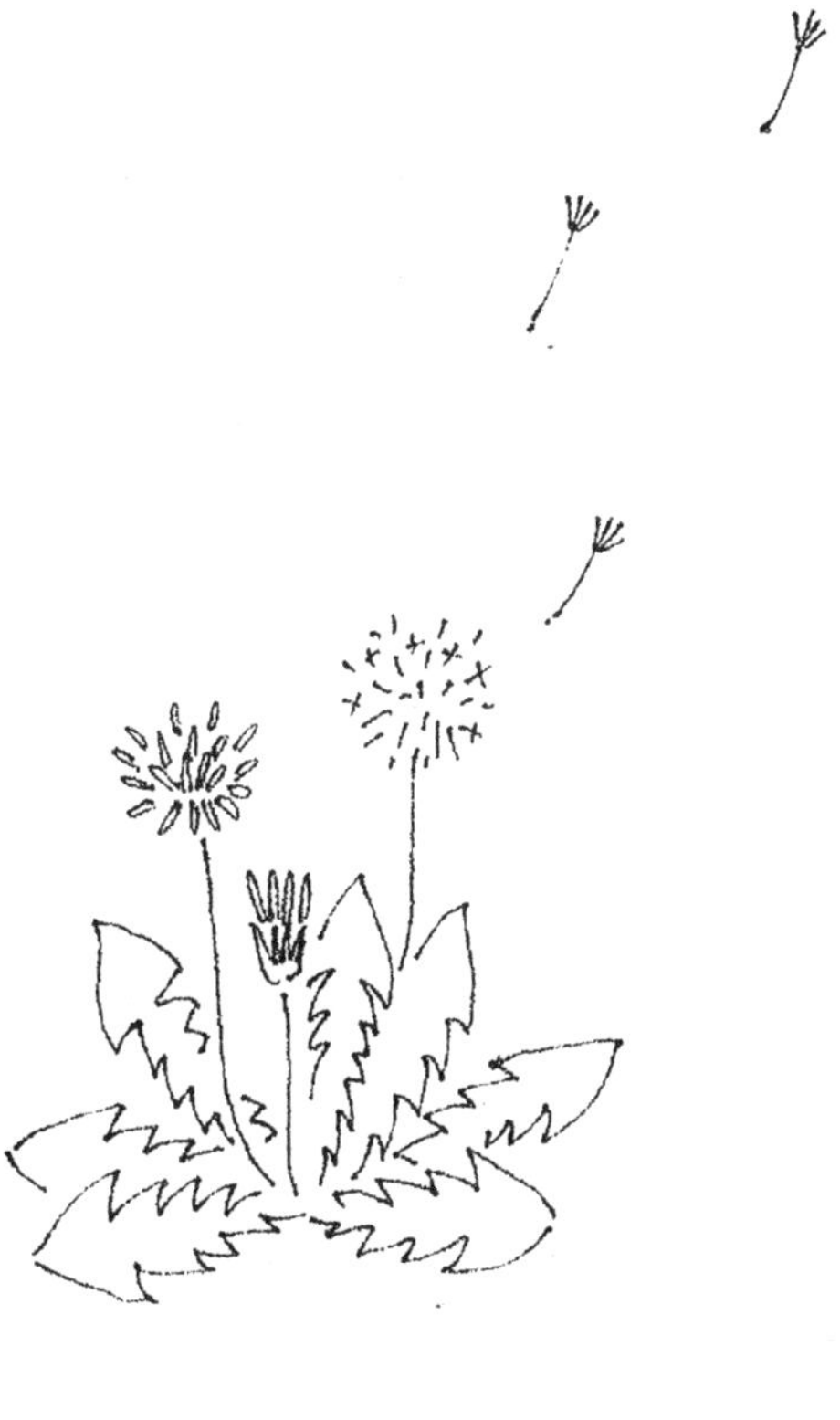

おわりに

本書を書き始めたのは3年前です。私の友人である正木良彦さんから、自ら体験された心筋梗塞の発作の様子や、たび重なる入院の結果、遂に冠動脈バイパス手術を受けられた臨床経過について、詳細なお話を伺いました。そしてご自分の病歴を一般の読者に公表することによって、同じような病気に罹った方へのガイドブックとして役立てて欲しいとの要望があったことがきっかけとなりました。

私も臨床医として今日まで、いつの間にか53年の歳月が流れました。国の内外で数え切れない患者さんや、人々との出会いがありました。その一人ひとりの方々から貴重なお話や、人生経験を聞かせて頂いたことが、私にとってかえ難い知的財産となりました。

「医師と患者の信頼関係が医療の原則である」という言葉は、洋の東西を問わず余りにも人口に膾炙《かいしゃ》された言葉です。しかし、現在のIT

化の進む医療現場では、医療の原則論は飽くまでも理想に過ぎず、多忙を極める医療現場で、それを求めるほど時間的余裕もなく、色褪せた感がします。

果たしてそれで良いのでしょうか？　私は絶えずその問題を考えていました。若い頃にアメリカに留学して身に付けた臨床心臓病学の知識や経験が、現在のハイテク技術を駆使した医療機器による診断によって軽視され、あるいは無視されて良いものでしょうか？　答えは「ノー」です。また患者さんの方も設備の整った病院や、クリニックは他の医療機関に比べて優秀であるという間違った考え方を持ってしまいがちです。医療の良否は建物ではありません。そこに働くドクターや、看護師、あるいは医療関係者によるのです。臨床診断への第一歩は患者の訴えをきく「日常語」から始まります。

そこでドクターと患者との対話が始まり、お互いに社会人としての良識を持ちながら、診断から治療へと結びつく過程が大切なのです。

本書の編集者である田川公子さんは、私が書き上げた原稿に目を通し、ドクターと患者とのコミュニケーションから始まる様々なドクターや医療における問題について、自ら乳がんの手術を受けられた患者としての視点から、何度もｅメールによるインタビューや、２回にわたる直接インタビューを通して「こんなことをドクターに聞いてみたら？」というスタンスで、ご自分が納得されるまで、極めて些細な点に至るまで細かく質問をして頂きました。

そして、私と正木さんとの信頼関係が本書のバックボーンとなって、このような受診ガイドブックが出来上がったのです。

私なりにスマートなドクターになるための心得や、スマートな患者になるための心得について書いてみましたが、それはどんな社会においても通用する社会人としての心得でもあります。医療者も社会人の一人であるという認識があってこそ、お互いに尊敬の気持ちが生まれます。

最後に、企画の段階から助言を頂いた株式会社インターメディカ社長の赤土正幸氏、本書の編集を引き受けて頂いた田川公子さん、同社の小沢ひとみさんをはじめ、多くの方々のご協力により、本書が完成したことに心から感謝の意を表したいと思います。

そして、この本が様々な病気に苦しむ患者さんや、ご家族はもとより、医療者の方々にも読んでいただき、これからの日本の医療を良くするためのガイドブックとして役立たせて頂ければ、著者にとってこれに勝る喜びはありません。

平成18年秋

著者　髙階經和

プロフィール

高階經和（たかしな つねかず）

1929年　大阪、ドクターの家庭に生まれる。父は小児科と内科を専門にした開業医だった。診察の後、患者がおじぎをし終わっても、まだ父は頭を下げていたというエピソードが残るほど、謙虚で誠実なドクターだったという。そんな父と、父を献身的に支える母のもとで、厳しくしつけられた。少年時代の夢は「発明家になること」。

小学校5年のときに、父が脳溢血で倒れ、左半身が不自由となる。

第二次世界大戦のさなかに中学時代を過ごす。母の奔走が実り、不自由な体をかかえながら、父は自宅で診療を再開する。この頃、父を風呂に入れるのが高階少年の日課となる。

1954年　神戸医科大学（現神戸大学医学部）卒業。その卒業試験の直前に父が亡くなる。父の遺言で、兄とともに病理解剖に立ち合う。それが父から高階兄弟への教えだった。卒業後、堺市にあった第382米国陸軍病院でインターン研修を受ける。そのとき、元アメリカ心臓病協会会長、テキサス大学ガルベストン校元学長、ドクター・ジェームス（Dr.Thomas N. James）に出会う。

1958年　ドクター・ジェームスの紹介で、アメリカ、ニューオーリンズ市にあるチュレーン大学に留学。心臓病の世界的権威であったジョージ・E・バーチ教授（Prof. George E. Burch）の指導のもと、臨床を第一に考えたアメリカの医学教育をみっちり受ける。

バーチ教授のドクターとしての姿勢に「ドクターとはどうあるべきか」「医療とはどうあるべきか」という課題について教えられ、彼との出会いがドクタータカシナの臨床医としての原点となる。

今でも心に残るバーチ教授の言葉は、

「医学の歴史は過ちの歴史である。ひとつの過ちを犯した場合は、2度と繰り返さないように細心の注意を払って診療に当たることだ。そこに進歩がある」
「ドクターが行う検査には理由があるはずだ。そしてどうすれば患者に負担をかけずに、最も迅速に診断することができるかを心がけることだ」
「ドクターも患者も同じ社会人だ。社会的常識にはずれたような診断や治療は行うべきではない」
「ドクターは社会的に最も信頼される職業だ。そのためには医学以外の勉強をしなければ、立派なドクターにはなれない」
「患者の社会的背景を知ることは、治療の上でいちばん大切なこと」
「人は尊厳をもって生まれ、尊厳をもって死すべきものだ」
1962年　帰国し、淀川キリスト教病院循環器科科長となる。
1969年　大阪市淀川区に高階クリニック（現高階国際クリニック）を開設する。同時に、地区のドクターたちに臨床心臓病学の講義を行い、その活動範囲は次第に全国に広がる。
1971年と1979年　チュレーン大学医学部客員教授
1984年　マイアミ大学医学部客員教授
1985年　大阪に、臨床心臓病学の教育のための、社団法人臨床心臓病学教育研究会を設立。
1993年　心臓病患者の身体所見を後輩に教えるための小型高性能の心臓病患者シミュレーター「イチロー」を、技術者、企業と協力して、実に7年の歳月をかけて開発。世界的に注目を浴びる。
2000年と2004年　アリゾナ大学医学

部客員教授

2004年、大阪に国際医療研修センター「アジア・ハート・ハウス」を設立。

日本循環器学会専門医、日本内科学会認定専門医、米国心臓病学会特別会員（FACC）、米国心臓病協会特別会員（FAHA）。

執筆活動と共に各地における講演や、NHK『きょうの健康』、民放にも出演。文科省外郭団体のプロジェクト「その道の達人」の依頼により、各地の小・中・高校において『心臓病の達人』として活躍。日本エッセイストクラブ会員。

著書

『心臓病の理解のために』（後内道子氏との共著）創元社　1980

『あなたの症状は』（後内道子氏との共著）創元社　1984

『愛とユーモアと人生』丸善　1997

『医学英会話のライセンス』第3版（木下佳代子氏との共著）　医学書院　1990

『スピリット』集英社　2001

『やってみようよ！ 心電図』インターメディカ　2002

『続・やってみようよ！ 心電図』インターメディカ　2003

『もう一人の「イチロー」物語』東洋出版　2005

『やってみようよ！ 心電図』DVDブック第2版　インターメディカ　2006

など多数。

初めて患者になったあなたへ
ドクターに質問できますか?

2007年 2月 1日　初版第1刷発行

著　者　高階經和
発行者　赤土正幸
発行所　株式会社インターメディカ
〒102-0072
東京都千代田区飯田橋2-14-2
TEL　03-3234-9559
FAX　03-3239-3066
URL　http://www.intermedica.co.jp
印　刷　凸版印刷株式会社
編　集　田川公子
デザイン　都築 純(W.H.O)
イラスト　熊谷江身子

ISBN978-4-89996-173-4
定価はカバーに表示してあります。
落丁・乱丁本は本社でお取り替えいたします。